U0675041

福建民国时期中医学校教材丛刊

——三山医学传习所卷·第一册

总 主 编　李灿东　苏友新

执行主编　陈　莘　王尊旺　陈建群

全国百佳图书出版单位

中国中医药出版社

·北　京·

图书在版编目（CIP）数据

福建民国时期中医学校教材丛刊 / 李灿东，苏友新总主编 . -- 北京 : 中国中医药出版社，2024. 8

ISBN 978-7-5132-8955-9

Ⅰ. R2

中国国家版本馆 CIP 数据核字第 2024JK0255 号

中国中医药出版社出版

北京经济技术开发区科创十三街 31 号院二区 8 号楼

邮政编码　100176

传真　010-64405721

北京盛通印刷股份有限公司印刷

各地新华书店经销

开本 889×1194　1/16　印张 588.25　字数 3428 千字

2024 年 8 月第 1 版　2024 年 8 月第 1 次印刷

书号　ISBN 978 – 7 – 5132 – 8955 – 9

定价　2560.00 元

网址　www.cptcm.com

服 务 热 线　010-64405510

购 书 热 线　010-89535836

维 权 打 假　010-64405753

微信服务号　zgzyycbs

微商城网址　https://kdt.im/LIdUGr

官 方 微 博　http://e.weibo.com/cptcm

天猫旗舰店网址　https://zgzyycbs.tmall.com

如有印装质量问题请与本社出版部联系（010-64405510）

本书为福建中医药大学2022年校管重大专项课题成果（编号：XMT2022001）；福建中医药大学2021年校管专项课题成果（编号：X2021009–X2021013）。

《福建民国时期中医学校教材丛刊》
编委会

前　言

福建地处我国东南区域，依山傍海，自古人文昌盛，宋代以降即称“全盛之邦”“海滨邹鲁”。福建特有的地理环境和历史人文背景，孕育了流派纷呈的八闽中医，造就了独具特色的中医药文化。台湾与福建地缘近、血缘亲、医缘通，台湾中医药文化具有浓厚的福建烙印。明清以来，福建居民大量移居东南亚，中医药成为闽籍华侨华人行医经商、治疗养生、身份形塑、文化认同的重要资源。福建中医教育在民国中医教育史上占有重要的地位，内涵丰富，影响深远。福建民国时期中医学校的兴起和发展，带动了中医课程建设和教材编写，为本区域中医人才培养和中医学术传承变革奠定了坚实基础，具有鲜明的区域性特征。福建在20世纪10年代编撰了第一批中医学校教材，对全国各地中医学校教材的编写发挥了重要的借鉴作用，在中央国医馆组织的编写全国通用教材的讨论中，这些教科书成为重要的参考资料。民国时期，福建和台湾的中医界人士第一次尝试闽台合作办学，双方共同开办中医学校，编写学校教材，培养中医人才，为民国时期台湾中医药的存续和发展提供了重要的保障。民国时期福建华侨在东南亚创办的中医学校，多沿用福建本土教材，或在此基础上进行修正，福建民国时期的中医教材对东南亚中医教育发展和普及也产生了重大的促进作用。

《福建民国时期中医学校教材丛刊》编委会

2024年8月

整理说明

据张伯礼院士主编的《百年中医史》统计，民国时期全国各地的中医办学机构约219所，其中上海最多，约42所，其次为广州29所，福建22所。福建民国时期中医学校在数量上位居全国第三位。与此同时，福建在中医教育起步之初，部分学校就开始尝试自行编写教学讲义，民国时期的福建教材编写同样走在全国前列。

据文献记载，现存福建民国时期中医学校自编教材科目齐全，数量不菲，具有重要的文献价值。近年来，相关部门逐渐注意到民国时期文献的搜集和保护工作，国家图书馆启动了“民国时期文献保护计划”，在全国范围内征集民国时期的珍稀文献。当前有关近代以来福建中医药教育的研究陷入停滞状态，其中重要的原因之一就是资料比较零散，搜集比较困难。总的来看，学界尚未针对福建民国时期中医学校的自编教材进行全面挖掘和整理。从已经搜集到的部分民间遗存中医学校教材分析，尽快开展搜集和整理工作刻不容缓。

从2015年开始，我们即利用寒暑假，组织学生调研小组，在全省各地开展福建民间遗存中医学校自编教材的调研。至2023年12月，共计搜集三山医学传习所、福州中医专门学校、福州中医学社、莆田国医专科学校、仙游国医学校、厦门国医专门学校、华南中西医专门学校等7所学校的教材65种78册。

初步整理发现，福建民国时期中医学校自编教材呈现出如下特点。

首先，以西医为标准设立中医课程。仅从书目来看，有《卫生学讲义》《内科讲义》《妇科讲义》《儿科讲义》《诊断学讲义》《病理学讲义》《麻疹专科讲义》《伤寒纲要讲义》《四时感症讲义》《药物讲义》《调剂学》《医经》《伤寒》《医学常识》《中国医史讲义》等，几乎涵盖了基础理论到临床治疗的完整体系。由于民国时期教育系统没有颁布统一的课程通则，中医界曾尝试过制订课程纲目，但没有强制性，所以民国中医学校的教材体系是丰富多样、各具特点的。这是考察民国时期中医课程分化的基本材料，对中医教育史研究很有价值。在具体论述上，部分教材已经摆脱了“先引经据典，其下引用历代医家相关论说，最后参以己见”的固定模式，体现了近代以来分科治学的趋势。

其次，不少教材有使用者或发行者的多处眉批，内容相当丰富，具有很高的史料价值。部分教材在流传过程中，教材编写者、使用者或保存者先后题写了不少眉批，或者是对教材的补充，或者是对部分语句的阐述，或者是针对具体内容的疑问，一定程度上，这些眉批甚至比原文更有价值。如陈登铠编写的《内科学》有一处眉批，记载了当时法医学的毕业考试试题，“切勿任听仵作喝报解”“受伤之后不能复割解”“谋故斗殴解”“不可妄意猜疑锻炼成狱解”。根据目前搜集的材料，还未见到有关该学校法医学教学或考核的任何内容，这里的眉批显得弥足珍贵。

最后，中西对照，尝试汇通。清末以来的许多医书在翻译西医学病名时，由于当时没有统一的标准，多根据读音翻译成中文，令人不知所云，如中医伤寒病翻译为肠窒扶斯，鼠疫翻译为百斯笃，霍乱翻译为虎烈拉等。陈登铠的《中西病名异同》将中医病名、西医读音翻译名、西医通行名并列，把中西医病名加以对照，大大便利了读者查阅。我们知道，近代以来中西医之间的冲突不断，其中很重要的一个问题便是病名如何统一。中央国医馆成立后，于1933年6月向全国各地分馆下发《中央国医馆学术整理委员会统一病名建议书》《中央国医馆审定病名案凡例》《中央国医馆审定病名录》等文件征求意见，后因各地意见分歧太大，此事最后不了了之。《中西病名异同》于民国初年即已刻印，并应用于日常教学，具有一定的开创意义，也说明近代以来福建的医学发展理念和中医教育走在了全国的前列。

按照最初的调研计划，调研主要包括三个部分：首先，在现有基础上，梳理中医学校的课程设置，根据开设的课程确定各学校自编教材的基本情况，继续通过各种渠道搜集三山医学传习所、福州中医学社、福州中医专门学校、莆田国医专科学校、厦门国医专门学校、华南中西医专门学校等中医学校的自编教材。其次，对比分析民国时期上海、广东、北京等地中医学校的教材，尤其是重点对比上海中医学校的自编教材，确定福建民国时期中医学校自编教材哪些为直接翻印其他学校教材，哪些为以其他教材为基础改编，哪些为中医学校教师自行编写。最后，请教专家学者，评估搜集到的中医学校自编教材的价值，遴选拟出版的书目，凡是中医学校教师自行编写的教材、以其他教材为基础改编的教材全部纳入拟出版书目，直接翻印其他学校的教材根据情况酌情收录。

根据上述规划，本丛刊共收录福建民国时期6所中医学校自编教材58种，整理为6卷，分装为20册。其中，包含三山医学传习所教材7种5册，福州中医学社教材3种2册，福州中医专门学校教材10种2册，莆田国医专科学校教材14种7册，华南中西医专门学校教材12种1册，厦门国医专门学校教材12种3册。这些教材系历年来通过各种途径获得，原件均收藏于福建中医药大学图书馆。由于本丛刊为原版黑白影印，教材中的若干朱墨批注及铅笔批注，无法以原貌呈现。为便于读者对教材有初步了解，本丛刊每一种教材均附引言一则，或简或繁，不拘一格。

最后需要说明的是，本丛刊是集体智慧的结晶。全书由福建中医药大学图书馆闽台中医药文化文献研究中心策划，李灿东、苏友新担任总主编，陈莘、王尊旺、陈建群担任执行主编。三山医学传习所卷由刘海霞主编，福州中医学社卷由魏静敏主编，福州中医专门学校卷由林玉婷主编，莆田国医专科学校卷由黄婧、张亮亮主编，华南中西医专门学校卷由周任材主编，厦门国医专门学校卷由陈路遥主编。

《福建民国时期中医学校教材丛刊》编委会

2024年8月

《福建民国时期中医学校教材丛刊》总目录

三山医学传习所卷

第一册

《华医病理学》(一)

《华医病理学》(二)

《华医病理学》(三)

《华医病理学》(四)

第二册

《内科学》(上)

《内科学》(中)

第三册

《内科学》(下)

第四册

《中西病名异同》

《中西生理论略》(上篇)

《中西生理论略》(下篇)

《中西药物功用异同》

第五册

《疹科》

《实验治疗学》

福州中医学社卷

第一册

《难经浅说》(卷上)

《难经浅说》（卷下）

第二册

《调剂学》（上卷）

《调剂学》（下卷）

《中国医门小史》

福州中医专门学校卷

第一册

《生理学》

《病理学》

《病理学》

《医学常识》

第二册

《读文科》

《医学通论》

《医论讲义》

《方剂讲义》

《读文讲义》

《中国医史讲义》

莆田国医专科学校卷

第一册

《温病》（第一册）

《温病》（第二册）

《温病》（第三册）

《温病》（第四册）

第二册

《药物》（第一册）

《药物》（第二册）

《药物》（第三册）

第三册

《药物》（第四册）

《药物》（第五册）

《药物》（第六册）

第四册

《医经》

《难经》

《伤寒》（第一册）

《伤寒》（第二册）

《金匮》

第五册

《方剂》（第一册）

《方剂》（第二册）

《卫生》

第六册

《中医病理学会宗》

《病理》

《医论》（第一册）

《医论》（第二册）

第七册

《针灸》（第一册）

《针灸》（第二册）

《外科》

《花柳科》

华南中西医专门学校卷

《人体解剖学》

《生理学》

《组织学》

《细菌学》

《病理学总论》

《药物学》

《医学常识》

《病理通论》

《中西医学通论》

《病说》

《医学史》

《消化生理学》

厦门国医专门学校卷

第一册

《伤寒纲要讲义》

《卫生学讲义》

《麻疹专科讲义》

《四时感症讲义》

第二册

《中西脉学讲义》（上）

《中西脉学讲义》（下）

《诊断学讲义》

《诊断学讲义》（油印本）

《病理学讲义》

第三册

《药物讲义》

《内科讲义》

《妇科讲义》

《儿科讲义》

本册目录

《华医病理学》（一）………………………………………………… 一
《华医病理学》（二）………………………………………………… 九一
《华医病理学》（三）………………………………………………… 一七三
《华医病理学》（四）………………………………………………… 二六一

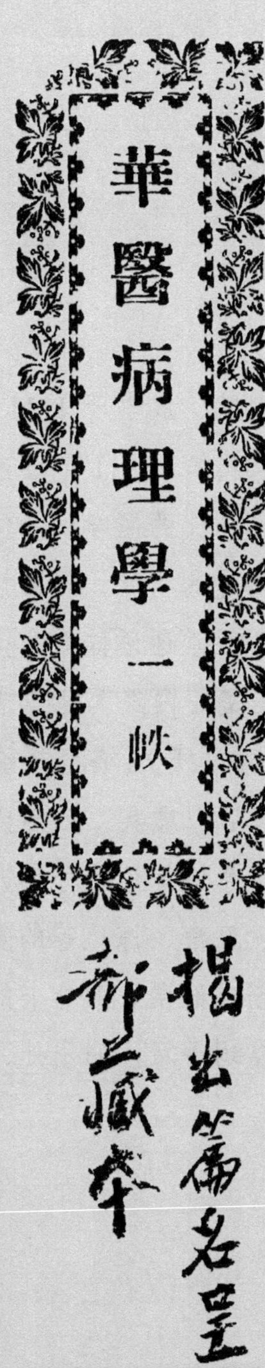
華醫病理學
一帙

《华医病理学》引言

《华医病理学》为三山医学传习所教材之一，陈登铠编，成书于1911年，共四卷，书前有郑奋扬及陈登铠序言各一篇。根据郑氏序言，1911年之前陈登铠已完成《生理学》《诊断学》《调剂学》三书的撰写，陈氏的医学认知体系已经突破了传统中医由《黄帝内经》和《伤寒杂病论》构建的格局，转而接受西医学建构的分科治学的医学体系，将传统经典分割为西医学话语体系的生理学、病理学、诊断学等学科。《华医病理学》的撰写“汇集《内经》所论者十之九，引《伤寒》《金匮》者十之一”，并引用了如《妇科准绳》《备急千金要方》《达生编》等经典著作。该书卷一、卷二论阴阳、营卫、虚实、五运六气等中医病理学的基本概念及其与疾病发生的关系。卷三、卷四综论内外妇儿各科病证如耳鸣、水肿、腰痛、瘰疬、痈疽、月经、小产、五疳、惊风等的发病机理，部分病证结合编者的临床实践剖析古人认识的偏差或讹误。四卷书的封面均标注有“揭出篇名呈部藏本”的字样，并且书中各篇均手写注明出处，经认真比对应为陈登铠手稿原件，具有特殊的版本价值。

閩侯縣陳登鎧述

華醫病理學

總發行所三山醫學傳習所

華醫病理學

華醫病理學序

辛亥閏六月下浣老友鐵生出眎所著生理學診斷學調劑學三稿讀之知鐵生之寖饋於內經及傷寒金匱者深矣近又以病理學囑余序其崖畧此鐵生名山不朽之盛業余雖不文又烏可辭竊維中國醫學歷數千年軒歧之道賴以不墜者幸有張長沙爲之祖述暗室一燈流傳弗滅故生理脉理病理昭然若揭日星惜晚近學者經論之道失傳致醫風日弛歐化東漸醫界競爭天演淘汰吾道幾無以自存安得有心人相與晨夕揣摩以保我國粹耶

鐵生憫斯道之將喪纂述是書上自內經下及論畧凡運氣表裏虛實陰陽標本之原委旁搜摶採有條不紊指衆聵之迷途引入門以正路庶幾由理解而徵實驗規矩從心鑪錘在手臨床診斷不至漫無把握厥功偉矣顧鐵生之爲人性聰頴才尤倜儻從先君遊時年方弱冠專心審問朝夕不倦迨應北洋海軍醫官之聘且涉泰西之學理想愈超而體驗愈至旋里尤以醫自娛歲活人甚多治療之餘檢押經論編輯諸科學存救世之苦心以濟千古也嗟夫軒歧之學不講久矣千秋絕業倘不致淆亂于異言

則此書一出其有裨生民之命豈淺鮮哉爰不揣翦陋而書之簡端

宣統三年季春之月

世愚弟鄭奮揚拜題

華醫病理學序

黃帝問於歧伯曰夫子之問學熟乎將審察於物而心之平歧伯曰聖人之爲道者上合于天下合於地中合於人事必有明法以起度數法式檢押乃後可傳焉故匠人不能釋尺寸而意短長廢繩墨而起平木也工人不能舍規而爲圓舍矩而爲方知用此者固自然之物易用之教逆順之常也先哲有言素問醫理至矣醫之爲道其成法本于靈素其變態神巧則在於人之善讀而善用之孟子曰大匠能使人規矩不能使人巧漢張長沙遵內經爲準繩

而著傷寒金匱以明其訓作爲病理診斷証治處方之學近世因其義深語奧罕讀其書致醫學失傳不究病理至於醫者言時命病者言造化夫亦可悲矣凡一病必有數症有病同証異証同病異合之曰病分之曰症非細揣致病之原於症奚從下藥是故知病理而後能診斷知五運六氣表裏虛實陰陽標本之原委以十以百以千以萬可推而準矣此書彙集內經所論者十之九引傷寒金匱者十之一誠玩索有味卽讀內經不難矣

宣統三年季春之月閩[illegible]縣陳登鎧鐵生識

華醫病理學一帙

目錄

一帙

人身藏府陰陽
藏象所見
四時發病
陰陽應象
三陰三陽發病
人身陰陽配合天地

五氣所病
五精所并
五藏所惡
五藏化液
五病所發
五邪所亂
五邪之脉刑
五藏所存
五藏所主

五勞所傷
五脉應象
四時之脉太過不及
二十五變及其傳化
動靜勇怯變易
氣之逆調
九氣生病
邪生陰陽
邪之相傳

五逆

防漸

眞氣正氣邪氣

八風虛實邪正

歲露

十二經配合地脉之水

五藏六府傳變

陰陽異位

陽氣上注於面

精神魂魄
一氣六名
皮部以經脉爲紀
津液五別
人身小天地
悲哀哭泣之義
邪干藏府病形
邪客于絡
四時行氣

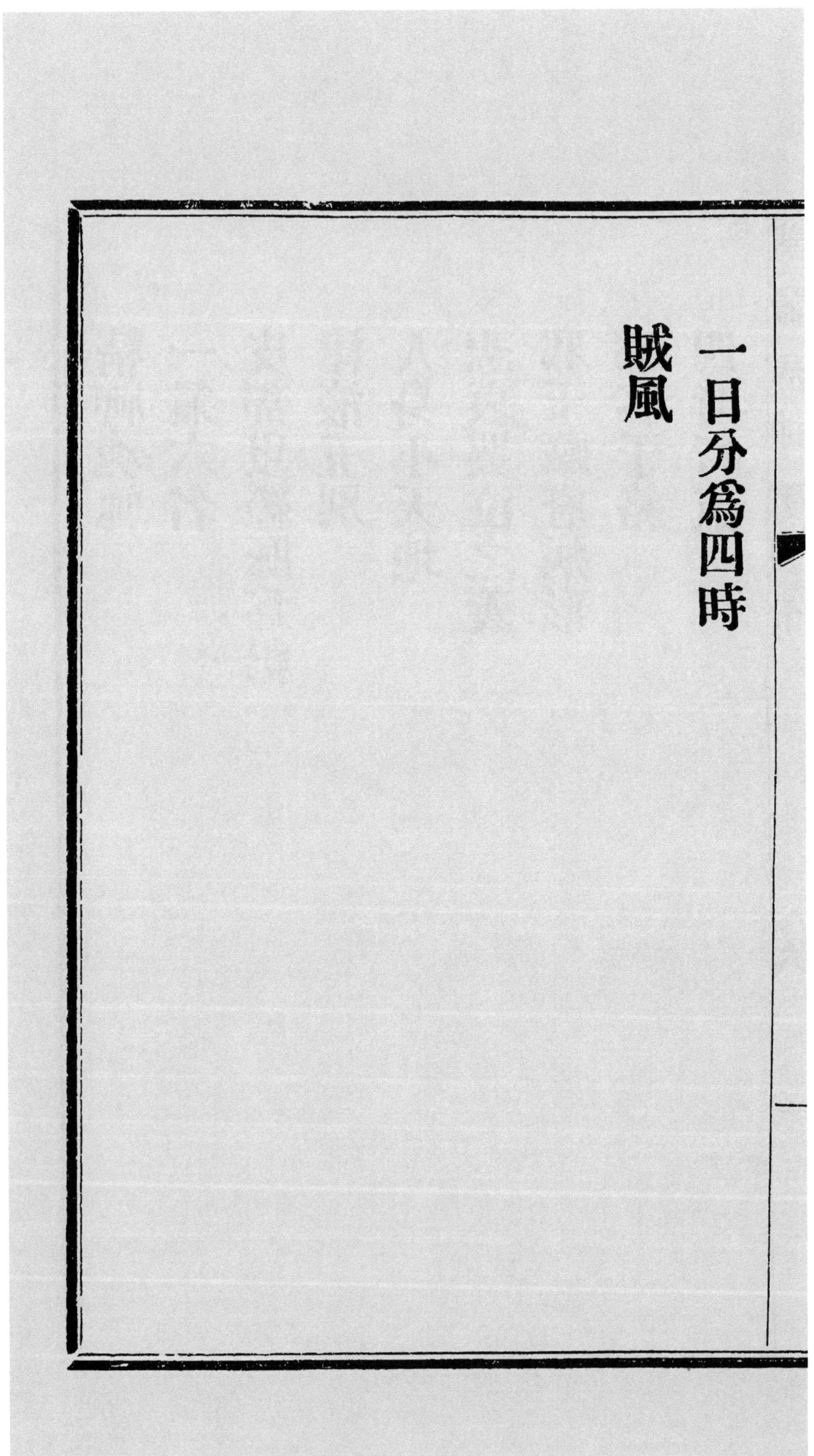

一日分爲四時

賊風

金匱真言論
内經素第四

華醫病理學一帙

閩侯縣陳登鎧鐵生述　男崇淇書嫣仝校訂

人身藏府陰陽

金匱眞言論曰人身陰中有陰陽中有陽平旦至日中天之陽陽中之陽也日中至黃昏天之陽陽中之陰也合夜至鷄鳴天之陰陰中之陰也鷄鳴至平旦天之陰陰中之陽也故人亦應之言人之陰陽則外爲陽內爲陰身之陰陽則背爲陽腹爲陰言人身之藏府中陰陽則藏者爲陰府者爲陽肝心脾肺腎五藏皆爲陰膽胃大腸小腸膀胱

天有四時五行
陰陽應象大論
五素

三焦六府皆爲陽所以欲知陰中之陰陽中之陽者何也爲冬病在陰夏病在陽春病在陰秋病在陽皆視其所在爲施鍼石也故背爲陽陽中之陽心也背爲陽陽中之陰肺也腹爲陰陰中之陰腎也腹爲陰陰中之陽肝也腹爲陰陰中之至陰脾也此皆表裏內外雌雄相輸應也故以應天之陰陽也天有四時五行以生長收藏以生寒暑燥濕風人有五藏化五氣以喜怒悲憂恐故喜怒傷氣寒暑傷形暴怒傷陰暴喜傷陽厥氣上行滿脈去形喜怒不節寒暑過度生乃不固故重陰必陽重陽必陰冬傷於寒春

心者生之本素六節藏象論九

必病溫春傷於風夏生飧泄夏傷於暑秋必痎瘧秋傷於濕冬生咳嗽

藏象所見

心者生之本神之變也其華在面其充在血脉爲陽中之太陽通於夏氣

肺者氣之本魄之處也其華在毛其充在皮爲陽中之太陰通於秋氣

腎者主蟄封藏之本精之處也其華在髮其充在骨爲陰中之少陰通于冬氣

东风生於春
素金匮真言
论四

肝者罷極之本魂之居也其華在爪其充在筋以生血氣其味酸其色蒼此爲陽中之少陽通于春氣

脾胃大腸小腸三焦膀胱者倉廪之本營之居也名曰器能化糟粕轉味而入出者也其華在唇四白四白唇之四際白色肉也其充在肌其味甘其色黄此至陰之類通于土氣凡十一藏皆取决于膽也

四時發病

東風生於春病在肝俞在頸項南風生於夏病在心俞在胸脇西風生於秋病在肺俞在肩背北風生於冬病在腎

積陽爲天素陰陽應象大論五

俞在腰股中央爲土病在脾俞在脊故春氣者病在頭夏氣者病在藏秋氣者病在肩背冬氣者病在四支故春善病鼽衄仲夏善病胸脇長夏善病洞泄寒中秋善病風瘧冬善病痺厥故冬不按蹻（按摩四肢蹻動手足）春不鼽衄春不病頸項仲夏不病胸脇長夏不病洞泄寒中秋不病風瘧冬不病痺厥飧泄而汗出也夫精者身之本也故存於精者春必不病溫夏暑汗不出者秋成風瘧此平人脉法也

陰陽應象

積陽爲天積陰爲地陽化氣陰成形寒極生熱熱極生寒

二陽之病發心脾
素陰陽別論
七

寒氣生濁熱氣生淸淸氣在下則生飱泄濁氣在上則生䐜脹此陰陽反作病之逆從也淸陽出上竅濁陰出下竅淸陽發腠理濁陰走五藏淸陽實四肢濁陰歸六府陰勝則陽病陽勝則陰病陽勝則熱陰勝則寒重寒則熱重熱則寒寒傷形熱傷氣氣傷痛形傷腫故先痛而後腫者氣傷形也先腫而後痛者形傷氣也風勝則動熱勝則腫燥勝則乾寒勝則浮（汗空閉陽氣內伏故浮）濕勝則濡寫

三陰三陽發病

二陽之病發心脾有不得隱曲女子不月（二陽胃及小腸脉也二陽發病心脾受之在男子少精不能行

隱曲之事在女子血滯月經不潮　其傳爲風消病深風熱消削大腸其傳爲息賁者死不治病久傳爲喘息氣在賁膈之上肺受尅故不治矣

三陽爲病發寒熱下爲癰腫及爲痿厥腨痟腨音端痟音淵腨脚肚也痟酸疼也三陽小腸膀胱之脉也其傳爲索澤其傳爲癩疝熱甚精枯故皮膚不潤謂之索澤陽氣下墮陰脉上爭則筋緩睾垂

一陽發病少氣善欬善泄一陽膽及三焦之脉也木乘土則泄三焦不治故少氣陽氣上薰于肺善痰欬　其傳爲心掣其傳爲隔隔氣乘心心熱陽氣內掣三焦內結中熱隔塞不便

二陽一陰發病主驚駭背痛善噫善欠名曰風厥一陰心主及肝之脉也

二陰一陽發病善脹心滿善氣二陰心腎之脉也腎膽同逆三焦之氣不行

三陽三陰發病爲偏枯痿易四支不舉三陰脾肺之脉也三陰不足爲偏枯三陽有餘則爲痿易

天地者萬物之上下也素陰陽應象大論五

人身陰陽配合天地

天地者萬物之上下也陰陽者血氣之男女也左右環者陰陽之道路也（陰陽之氣左右環循不已）水火者陰陽之徵兆也陰陽者萬物之能始也（爲變化生成之元始也）陰在內陽之守也陽在外陰之使也陽勝則身熱腠理閉喘麤爲俛（音免俯也）仰汗不出而熱齒乾而煩寃腹滿死能冬不能夏（陽勝故也）陰勝則身寒汗出身常清數慄而寒寒則厥厥則腹滿死能夏不能冬此陰陽之變病之形也能知七損八益則二者可調不知用此則早衰之節也（不知保衞調和而徒用房色則衰矣）年四十而陰氣自半也起居衰矣年五十

體重耳目不聰明矣年六十陰痿氣大衰九竅不利下虛上實涕泣俱出矣故曰知之則强不知則老故同出而名異矣同其好欲異其壯老智者察同愚者察異愚者不足智者有餘有餘則耳目聰明身體輕强老者復壯壯者益治是以聖人爲無爲之事樂恬憺之能從欲快志於虛无之守不貪不取無怨無慕乃從心所欲不逾矩而快志于虛无之守故壽命無窮與天地終此聖人之治身也天不足西北故西北方陰也而人右耳目不如左明也地不滿東南故東南方陽也而人左手足不如右强也東方陽也陽者其精幷於上幷於上則上明而下虛故使耳目聰明而手

足不便也西方陰也陰者其精并於下并於下則下盛而上虛故其耳目不聰明而手足便也故俱感於邪其在上則右甚其在下則左甚此天地陰陽所不能全也故邪居之天有精陽爲天降精氣以施化地有形陰爲地布和氣以成形天有八紀八風爲變化之綱紀春應東風春初尚有東北風乃冬之餘氣春末則轉爲東南風夏應南風夏初尚有東南風夏末則轉爲西南風秋應西風秋初尚有西南風秋末則轉爲西北風冬應北風冬初尚有西北風冬末則轉爲東北風反是則爲不正之風虛者受之則生病地有五里五行化育之里故能爲萬物之父母淸陽上天濁陰歸地是故天地之動靜神明爲之綱紀生殺變化陰陽不測神而明之故能以生長收藏終而復始惟賢人上配天以養頭下象地以養足中傍人事以養五藏天氣通於肺地氣通於嗌風氣通於肝雷氣通

則害于六府下落地之濕氣感則害皮肉筋脉

於心谷氣通於脾（谷空虛脾受納）雨氣通於腎六經爲川腸胃爲海九竅爲水注之氣以天地爲之陰陽陽之汗以天地之雨名之陽之氣以天地之疾風名之暴氣象雷逆氣象陽故治不法天之紀不用地之理則災害至矣故邪風之至疾如風雨善治者治皮毛（止其萌也）其次治肌膚（救其病已生）其次治筋脉（攻其病已成）其次治六府（治其病已甚）其次治五藏（治其病已深固）治五藏者半死半生也故天之邪氣感則害人五藏水穀之寒熱感則害於六府故善用針者從陰引陽從陽引陰以右治左以左治右以我知彼以表知裏以觀過與不及之理見微（知機）得過用

之不殆善診者察色按脉先別陰陽審清濁而知部分察五色之清濁在于何部視喘息聽音聲而知所苦觀權衡規矩而知病所主察其高下內外所應四時逆從陰陽之氣按尺寸觀浮沈滑濇而知病所生以治無過以診則不失矣知病所在治之無過不至失誤故曰病之始起也可刺而已謂輕微之病尚在毫毛肌膚之間其盛可待衰而已故因其輕而揚之因其重而減之因其衰而彰之病衰血色彰明形不足者溫之以氣精不足者補之以味其高者因而越之其下者引而竭之中滿者寫之於內其有邪者漬形以爲汗在皮者汗而發之其慓悍者按而收之氣候疾則收斂之其實者散而寫之審其陰陽以別柔剛陽病治

五氣所病至下五脉應象素宣明五氣篇二十三

喜

陰陰病治陽（所謂從陰引陽從陽引陰）定其氣血各守其鄉血實宜决之氣虛宜掣引之

五氣所病

心爲噫肺爲欬肝爲語脾爲呑腎爲欠爲嚏胃爲氣逆爲噦爲恐大小腸爲泄下焦溢爲水膀胱不利爲癃不約（不能收束）爲遺溺膽爲怒是謂五病

五精所幷

精氣幷於心則喜（火之精氣幷於心則喜喜樂無極則傷魄心火幷於肺也）幷於肺則悲（肝虛則肺氣幷之傷魂則悲）幷於肝則憂（脾虛而肝幷之憂愁則傷意肝幷於脾也）幷於脾則畏（腎虛而脾幷之恐懼不解則傷精脾幷於腎也）幷於腎則

恐（心虛腎氣幷之怵惕思慮則傷神腎幷於心水尅火也）是謂五幷虛而相幷也

五藏所惡

心惡熱肺惡寒肝惡風脾惡濕腎惡燥是謂五惡

五藏化液

心爲汗肺爲涕肝爲淚脾爲涎腎爲唾是謂五液

五病所發

陰病發於骨陽病發於血陰病發於肉陽病發於冬陰病發於夏是謂五發

五邪所亂

邪入於陽則狂，邪入於陰則痺，搏陽則爲巔疾（邪內搏於陽則脉流薄疾故上病至巔），搏陰則爲瘖（邪內搏於陰則脉不流故令瘖不能言），陽入之陰則靜，陰出之陽則怒，是謂五亂。

五邪之脉刑

春得秋脉，夏得冬脉，長夏得春脉，秋得夏脉，冬得長夏脉，名曰陰出之陽，病善怒不治，是謂五邪，皆同命死不治（春脉弦得秋脉如毛金刑木也夏脉洪大得冬脉沈石水刑火也長夏脉滑緩得春弦脉木刑土也秋脉如毛得夏脉洪大火刑金也冬脉沈石得長夏滑緩之脉土刑水也）

五藏所存

心存神，肺存魄，肝存魂，脾存意，腎存志，是謂五藏所存。

五藏所主

心主脉肺主皮肝主筋脾主肉腎主骨是謂五主

五勞所傷

久視傷血久臥傷氣久坐傷肉久立傷骨久行傷筋是謂五勞所傷

五脉應象

肝脉弦心脉鈎脾脉代肺脉毛腎脉石是謂五藏之脉

四時之脉太過不及

春脉如弦春脉者肝脉也東方木也萬物之所始生也故

春脉如弦素玉機真藏論十九

其脈之氣來時耎弱輕虛而滑端直以長故曰弦其氣來實而强病在外不及者其氣來不實而微病在中太過則令人善忘忽忽眩冒而巔疾其不及令人胸痛引背下則兩脇胠（音區，脇也）滿

夏脈如鈎夏脈者心也南方火也萬物之所以盛長也故其氣來盛去衰故曰鈎太過者其脈氣之來盛去亦盛病在外不及者其氣來不盛去反盛病在中太過則令人身熱而膚痛爲浸淫其不及則令人煩心上見欬唾下爲氣泄

浮

秋脉如浮秋脉者肺脉也西方金也萬物之所以收成也故脉氣來輕虛以浮來急去散故曰浮太過其氣來毛而中央堅兩傍虛（芤象）病在外不及其氣來毛而微病在中太過則令人逆氣而背痛愠愠然其不及則令人喘呼吸少氣而欬上氣見血下聞病音

冬脉如營冬脉者腎脉也北方水也萬物之所以合存也故其氣來沈以搏故曰營太過其氣來如彈石病在外不及其去如數者病在中太過則令人解㑊脊脉痛而少氣不欲言其不及則令人心懸如病飢䏚（音杪季脇之下也）中清脊中痛

風者百病之長也素玉機真藏論十九

少腹滿小便色變

脾脈者土也爲中央孤藏以灌四旁旺于四季之末其來如水之流者謂之太過病在外如鳥之喙者謂之不及病在中太過則令人四肢不舉不及則令人九竅不通名曰重強

二十五變及其傳化

風者百病之長也風寒客於人使人毫毛畢直皮膚閉而爲熱當是之時可汗而發也或痺不仁腫痛當是之時可湯熨及火灸刺而出之弗治病入舍於肺名曰肺痺發欬

上氣弗治肺即傳而行之肝病名曰肝痹一名曰厥脇痛出食當是之時可按若刺耳（病在筋可按摩之）弗治肝傳之脾名曰脾風發痺（痺主肌肉故發痺）腹中熱煩心出黃（瀉出黃色）當此之時可按可葯可浴弗治脾傳之腎病名曰疝瘕少腹冤熱而痛出白（溲出白液也）一名曰蠱當此之時可按可葯弗治腎傳之心病筋脉相引而急痛病名曰瘛當此之時可灸可葯弗治滿十日法當死腎因傳之心心即復反傳而行之肺發寒熱法當三歲死此病之次也（傳之次第）然其卒發者不必治於傳化有不以次入者憂恐悲喜怒令不得以其次故令人有大病矣因

怒則肝氣乘矣下消悲則肺氣乘矣恐則脾氣乘矣憂則心氣乘矣

故病有下落五字

凡人之驚恐恚勞素經脈別論

二十一

而喜大虛則腎氣乘矣怒則肝氣乘矣此其道也故病有五五二十五變及其傳化五藏相并而各有五而乘之則二十五變也傳乘之名也

動靜勇怯變易

凡人之驚恐恚勞動靜皆爲變也是以夜行則喘出於腎淫氣病肺有所墮恐喘出于肝淫氣害脾有所驚恐喘出于肺淫氣害心度水跌仆喘出于腎與骨當是之時勇者氣行則已怯者則着以爲病也故曰診病之道觀人勇怯骨肉皮膚能知其情以爲診法也故飲食飽甚汗出於胃驚而奪精汗出於心持重遠行汗出於腎疾行恐懼汗出

於肝搖體勞苦汗出於脾故春秋冬夏陰陽生病起於過用此爲常也不安四時用而過耗是以生病此常情也食氣入胃散精於肝淫氣於筋食氣入胃濁氣歸心淫氣於脈脈氣流經經氣歸於肺肺朝百脈輸精於皮毛毛脈合精行氣於府府精神明留於四藏氣歸於權衡四藏安定三焦平均中外上下各得其所也權衡以平氣口成寸以決死生飲入於胃游溢精氣上輸於脾脾氣散精上歸於肺通調水道下輸膀胱水精四布五經并行合於四時五藏陰陽揆度以爲常也

氣之逆調

人身之温異於常素逆調論三十四全文

人身之溫異於常其熱亦異於常而煩滿者乃陰氣少而陽氣勝故熱而煩滿也人身非爲衣薄而寒者其中亦非有寒氣而寒從中生者是人多痺氣也陽氣少陰氣多故身寒如水中出人有四肢熱逢風寒如炙如火者是人陰氣虛陽氣盛四肢者陽也兩陽相搏而陰氣虛少杯水不能滅薪火而陽獨治（旺也）獨治不能生長也獨勝而止耳（陽盛則陰失生長耳）逢風而如炙如火者是人當肉消爍矣人有身寒湯火不能熱厚衣不能溫而不凍慄是人素腎氣勝以水爲事太陽氣衰腎脂枯而不長一水不能勝兩火腎者水也而

生於骨腎不生則髓不能滿故寒甚至骨也所以不能凍慄者肝一陽也心二陽也腎孤藏也一水不能勝二火故不能凍慄名曰骨痹是人當攣節也（支節拘攣不便）人之肉苛（痿楚無所措也）雖近衣絮猶尚苛也是榮氣虛衛氣實也榮氣虛則不仁衛氣虛則不用榮衛俱虛則不仁且不用肉如故也（不爲苛而肉消也）人身與志不相有曰死（精與氣不相合故死）人有不得臥而息有音者是陽明之逆也足三陽者下行今逆而上行故息有音也陽明者胃脈也胃者六府之海其氣亦下行陽明逆不得從其道故不得臥也下經曰胃不和則臥不安此之謂也夫起

怒則氣逆素舉痛論三十九末

居如故而息有音者此肺之絡脈逆也絡脈不得隨經上下故留經而不行絡脈之病人也微故起居如故而息有音也夫不得臥臥則喘者是水氣之客也水者循津液而流也腎者水藏主津液主臥與喘也

九氣生病

怒則氣逆甚則嘔血及飧泄故氣上矣

喜則氣和志達榮衛通利故氣緩矣

悲則心系急肺葉舉而上焦不通榮衛不散熱氣在中故氣消矣

恐則精却郤則上焦閉閉則氣還還則下焦脹故氣不行矣

寒則腠理閉氣不行故氣收矣

炅則腠理開榮衛通汗大泄故氣泄矣

驚則心無所倚神無所歸慮無所定故氣亂矣

勞則喘息汗出外内皆越故氣耗矣

思則心有所存神有所歸正氣留而不行故氣結矣

邪生陰陽

邪之生於陽者得之風雨寒暑其生於陰者得之飲食居

邪之生於陽者 素調經論六十二

處陰陽喜怒

風雨之傷人也先客于皮膚傳入於孫絡孫脈滿則傳入于絡脈絡脈滿則輸于大經脈血氣與邪幷客於分腠之間其脈堅大故曰實實者外堅充滿不可按之按之則痛寒濕之中人也皮膚不收肌肉堅緊榮血泣衛氣去故曰虛虛者攝辟皮膚皺疊也氣不足按之則氣足以溫之則快然而不痛

陰之生病實者喜怒不節則陰氣上逆上逆則下虛下虛則陽氣走之故曰實矣

冷之生病虚者喜则气下悲则气消消则脉虚空因寒饮食寒气薰满则血泣气去故曰虚矣

阳虚则外寒阴虚则内热阳盛则外热阴盛则内寒阳受气于上焦以温皮肤分肉之间令寒气在外则上焦不通上焦不通则寒气独留于外故寒慄

阴虚之生内热有所劳倦形气衰少谷气不盛上焦不行下脘不通胃气热热气薰胸中故内热

阳盛生外热上焦不通利则皮肤緻密腠理闭塞玄府不通卫气不得泄越故外热

夫邪之客於形也素繆刺論六十三

陰盛生內寒厥氣上逆寒氣積于胸中而不寫不寫則温氣去寒獨留則血凝泣凝則脉不通其脉盛大以濇故中寒

邪之相傳

夫邪之客于形也必先舍于皮毛留而不去入舍于孫絡留而不去入舍于絡脉留而不去入舍于經脉內連五藏散于腸胃陰陽俱感五藏乃傷此邪之從皮毛而入極于五藏之次也如此則治其經焉若邪客于皮毛入舍于孫絡留而不去閉塞不通不得入于經流溢于大絡而生奇

諸病皆有逆素玉版六十

病也

五逆

諸病皆有逆腹脹身熱脈大是一逆也

腹鳴而滿四肢清泄其脈大是二逆也

衄而不止脈大是三逆也

咳且溲血脫形其脈小勁是四逆也

咳脫形身熱脈小以疾是五逆也如是者不過十五日而

死

其腹大脹四末清脫形泄甚是一逆也

病之生時有喜怒不節靈玉版六十首

腹脹便血其脈大時絕是二逆也
欬溲血形內脫脈搏是三逆也
嘔血胸滿引背脈小而疾是四逆也
欬嘔腹脹且飧泄其脈絕是五逆也如是者不及一時而死矣

防漸

病之生時有喜怒不測飲食不節陰氣不足陽氣有餘營氣不行發為癰疽陰陽不通而熱相搏乃化為膿聖人不能使化者為邪之不可留也故兩軍相當旗幟相望白刃

邪之生于陽者素調經論六十二

從陰陽則生素四氣調神大論二末

陳于中野者非一日之謀也能使其民令行禁止士卒無白刃之難者非一日之教也須臾之得也故聖人自治于未有形也愚者遭其已成也

邪之生于陽者得之風雨寒暑其生于陰者得之飲食居處陰陽喜怒從陰陽則生逆之則死從之則治逆之則亂反順爲逆是謂内格故聖人不治已病治未病不治已亂治未亂夫病已成而後葯之亂已成而後治之譬猶渴而穿井鬬而鑄兵不亦晚乎

眞氣正氣邪氣

人之一脈生數十病者靈刺節真邪七十五

人之一脉生數十病者或痛或癰或熱或寒或痒或痺或不仁變化無窮此皆邪氣之所生也氣者有眞氣有正氣有邪氣眞氣者所受於天與穀氣幷而充身也正氣者正風也從一方來非實風又非虛風也邪氣者虛風之賊傷人也其中人也深不能自去正風者其中人也淺合而自去其氣來柔弱不能勝眞氣故自去虛邪之中人也洒淅動形起毫毛而發腠理其入深風搏于骨則爲骨痺搏于筋則爲筋攣搏于脉中則爲血閉不通則爲癰搏于肉與衞氣相搏陽勝者則爲熱陰勝者則爲寒寒則眞氣去去

則虛虛則寒搏于皮膚之間其氣外發腠理開毫毛搖氣往來行則爲痒留而不去則痺衛氣不行則爲不仁虛邪偏容于身半其入深內居榮衛榮衛稍衰則眞氣去邪氣獨留發爲偏枯其邪氣淺者脉偏痛虛邪之入于身也深寒與熱相搏久留而內著寒勝其熱則骨疼肉枯熱勝其寒則爛肉腐肌爲膿內傷骨內傷骨爲骨蝕有所疾前筋筋屈不得伸邪氣居其間而不反發于筋溜有所結氣歸之衛氣留之不得反津液久留合而爲腸溜久者數歲乃成以手按之柔已有所結氣歸之津液留之邪氣中之凝

太乙常以冬至之日靈九宮八風篇七十七

結日以易甚遝以聚居爲昔瘤以手按之堅有所結深中骨氣因于骨骨與氣幷日以益大則爲骨疽有所結中於肉宗氣歸之邪留而不去有熱則化爲膿無熱則爲肉疽凡此數氣其發無常處而有常名也

八風虛實邪正

冬至（位主北方居叶蟄宮）立春（位東北方居天留宮）春分（位主東方居倉門宮）立夏（位東南方居陰洛宮）夏至（位主南方居天宮宮）立秋（位西南方居玄委宮）秋分（位主西方居倉果宮）立冬（位西北方居新洛宮）

太一常以冬至之日居叶蟄之宮（冬至小寒大寒計四十六日至立春太一移居天留之宮餘仿此）四十六日明日居天留四十六日明日居倉門（立春雨水驚蟄計四十六日至春分太一移居倉門宮）四

十六日明日居陰絡春分起及清明穀雨至立夏計四十六日太乙移居陰絡宮四十五日明日居天宮立夏起及小滿芒種至夏至計四十五日太乙移居天宮四十六日明日居玄委夏至起及小暑大暑至立秋計四十六日太乙移居玄委宮四十六日明日居倉果立秋起及處暑白露至秋分計四十六日太乙移居倉果宮四十六日明日居新洛秋分起及寒露霜降至立冬計四十六日太乙移居新洛宮四十五日明日復居叶蟄之宮立冬及小雪大雪至冬至計四十五日太乙移居叶蟄之宮曰冬至矣太乙日游以冬至之日居叶蟄之宮數所在日從一處至九日復反于一常如是無已終而復始太乙移日天必應之以風雨以其日風雨則吉歲美民安少病矣先之則多雨後之則多汗一在冬至之日有變占在君太乙在春分之日有變占在相太乙在中宮之日

有變占在將太乙在夏至之日有變占在百姓所謂有變者太乙居五宮之日病風折樹木揚沙石各以其所主占貴賤因視風所來而占之風從其所居之鄉來爲實風主生長養萬物春應東風從其衝後來如夏來北風水尅火也爲虛風傷人者也主殺主害者謹候虛風而避之故聖人曰避虛邪之道如避矢石然邪弗能害此之謂也

是故太乙徙立於中宮乃朝八風以占吉凶也風從南方來名曰太弱風其傷人也內舍於心外在於脉氣主熱風從西南來名曰謀風其傷人也內舍於脾外在於肌其

氣主爲弱

風從西方來名曰剛風其傷人也內舍於肺外在於皮膚其氣主爲燥

風從西北方來名曰折風其傷人也內舍於小腸外在於手太陽脈脈絕則溢脈閉則結不通善暴死

風從北方來名曰大剛風其傷人也內舍於腎外在於骨與肩背之膂筋其氣主爲寒也

風從東北方來名曰凶風其傷人也內舍於大腸外在於兩脅腋骨下及支節

歲露即靈歲露七十九

風從東方來名曰嬰兒風其傷人也內舍於肝外在於筋紐其氣主爲身温

風從東南方來名曰弱風其傷人也內舍於胃外在肌肉其氣主體重

此八風皆從其虛之鄉來乃能病人（非其時而來謂之虛風）三虛相搏（天地不正之氣行非時之風人身虛遭此氣者是謂三虛）則爲暴病卒死兩實一虛（人身虛雖遇實風亦能致病）病則爲淋露寒熱犯其雨溼之地則爲痿故聖人避風如避矢石焉其有三虛而偏中於邪風則爲擊骨偏枯矣

歲露（歲候因風而論瘧）

經言（黄帝之前下經書所言）夏日傷暑秋爲病瘧瘧之爲病邪客於風府病循膂而下衛氣一日一夜常大會於風府其明日日下一節故其作日晏此其先客於脊背也故每至於風府則腠理開腠理開則邪氣入邪氣入則病作此所以日作尙晏也衛氣之行風府日下一節二十一日下至尾底二十二日入脊內注於伏衝之脈其行九日出於缺盆之中其氣上行故其病稍益至其內搏（博）於五藏橫連於募原其道遠其氣深其行遲不能日作故次日乃蓄積而作與衛氣每至於風府腠理乃發發則邪入焉（虛則乘而入之）其衛氣日下一

節則不當風府然風府無常衛氣之所應必開其腠理（衛氣所到之處腠理自開）氣之所舍節則其府也（衛氣所舍之節則其府也）夫風之與瘧也相與同類而風常在（風不即去去即不來）而瘧特以時休（瘧來而即去去而又來）風氣留其處瘧氣隨經絡沈以內搏故衛氣應乃作也

賊風邪氣之中人也不得以時雖平居其腠理開閉緩急常有時也適其開其入深其內極病其病人也卒暴其入淺以留其病也徐以遲人與天地相參與日月相應也故月滿則海水西盛人之血氣積肌肉充皮膚緻毛髮堅腠

理郄烟垢着當是之時雖遇賊風其入淺不深至其月郭空則海水東盛人之氣血虚其衛氣去形獨居肌肉减皮膚縱腠理開毛髮殘膲理薄煙垢落當是之時遇賊風則其入深其病人也卒暴

卒然暴死暴病者三虚也乘年之衰逢月之空失時之和因爲賊風所傷是謂三虚故論不知三虚反爲粗工逢年之盛遇月之滿得時之和命曰三實雖有邪氣不能危之也

歲之所以皆同病者八正之候也候此者常以冬至之日

太乙立於叶蟄之宮（冬日）其至也天必應之風雨者矣（風雨應其時也）風從南方來者爲虛風賊傷人者也其以夜半至也萬民皆臥而弗犯也故其歲民少病其以晝至者萬民懈惰而皆中於虛風故萬民多病虛邪入客於骨而不發於外至其立春陽氣大發腠理開因立春之日風從西方來萬民又皆中於虛風者兩邪相博經氣結代者矣故諸逢其風而遇其雨者命曰遇歲露焉因歲之和而少賊風者民少病而少死歲多賊風邪氣寒溫不和則民多病而死矣

正月朔日太一居天留之宮其日西北風不雨人多死矣

正月朔日平旦北風春民多死正月朔日平旦北風行民病多者十有三也正月朔日日中北風夏民多死正月朔日夕時北風秋民多死終日北風大病死者十有六正月朔日風從南方來命曰旱鄉從西方來命曰白骨將國有殃人多死亡正月朔日風從東方來發屋揚沙石國有大災也正月朔日風從東南方行春有死亡正月朔日天利温不風糴賤民不病天寒而風糴貴民多病此所謂候歲之風䟦傷人也二月丑不風民多心腹病三月戌不温民多寒熱四月已不暑民多痺病十月申不寒民多暴死諸

經脈十二者靈經水十二

所謂風者皆發屋折樹木揚沙石起毫毛發腠理者也

十二經配合地脈之水

靈樞經黃帝問於歧伯曰經脉十二者以外合於十二經而內屬於五藏六府十二經者大小深淺廣狹遠近各不同五藏六府之高下大小受穀之多少亦不等相應奈何夫經水者受水而行之五藏者合神氣魂魄而存之六府者受穀而行之受氣而揚之經脈受血而營之合而治之奈何刺之深淺灸之壯數可得聞乎歧伯答曰善哉問也天至高不可度地至廣不可量此之謂也且夫人生於天

地之間六合之内天之高地之廣也非人力之度量而至也若夫八尺之士皮肉在此外可度量切循而得之其死可解剖而視之其藏之堅脆府之大小穀之多少脈之長短血之清濁氣之多少十二經之多血少氣與其少血多氣與其皆多血氣與其皆少血氣皆有大數其治以鍼艾各調其經氣固其常有合乎黄帝曰余聞之快於耳不解於心願卒聞之岐伯答曰此人之所以參天地而應陰陽也不可不察足太陽外合於清水内屬於膀胱而通水道焉足少陽外合於渭水内屬於膽足陽明外合於海水内

屬於胃足太陰外合於湖水內屬於脾足少陰外合於汝水內屬於腎足厥陰外合於澠水內屬於肝手太陽外合於淮水內屬於小腸而水道出焉手少陽外合於漯水內屬於三焦手陽明外合於江水內屬於大腸手太陽外合於河水內屬於肺手少陰外合於濟水內屬於心手心主（手厥陰也）外合於漳水內屬於心包凡此五藏六府十二經者外有源泉而內有所禀此皆內外相貫如環無端人經亦然故天爲陽地爲陰腰以上爲天腰以下爲地故海以北者爲陰湖以北者爲陰中之陰漳以南者爲陽河以北至漳

者爲陽中之陰漯以南至江者爲陽中之太陽此一隅之陰陽也所以與天地相參也

五藏六府傳變

五藏別論云胃大腸小腸三焦膀胱此五者天氣之所生也其氣象天故瀉而藏此受五藏濁氣名曰傳化之府不能久留輸瀉者也所謂五藏者藏精氣而不瀉也故滿而不能實六府者傳化而不藏故實而不能滿所以然者水穀入口則胃實而腸虛食物下則腸實而胃虛故曰實而不滿滿而不實也經脉別論云食氣入胃散精於肝淫氣

素五藏別論十一

素經脉別論二十一

陽者天氣也靈太陰陽明二十九

於筋食氣入胃濁氣歸心淫精於脈脈氣流經經氣歸於肺肺朝百脉輸精於皮毛毛脉合精行氣於府府精神明留於四藏氣歸於權衡權衡以平氣口成寸（百脉朝宗現於寸口）以決死生飲入於胃游溢精氣上輸於脾脾氣散精上歸於肺通調水道下輸膀胱水精四布五經並行合於四時五藏陰陽揆度以爲常也

陰陽異位

陽者天氣也主外陰者地氣也主內故陽道實陰道虛故犯賊風虛邪者陽受之食飲不節起居不時者陰受之陽

人有五藏化五氣素陰陽應象大論

受之則入六腑陰受之則入五藏入六府則身熱不得臥上爲喘呼入五藏則𦜝滿閉塞下爲飧泄久爲腸澼故喉主天氣咽主地氣陽受風氣陰受濕氣陰氣從足上行上頭而下行循臂至指端陽氣從手上行至頭而行至足故曰陽病者上行極而下陰病者下行極而上故傷於風者上先受之傷於濕者下先受之人有五藏化五氣以生喜怒悲憂恐故喜怒傷氣寒暑傷形暴怒傷陰暴喜傷陽厥氣上行滿脉去形喜怒不節寒暑過度生乃不固

陽氣上注於面

十二經脈靈邪氣藏府病形四

天之在我者德也靈本神七

十二經脉三百六十五絡其氣血皆上於面而走空竅其精陽氣上走於目而爲睛其別氣走於耳而爲聽其宗氣上出於鼻而爲臭其濁氣出於胃走脣舌而爲味其氣之津液皆上燻於面而皮厚其肉堅故天熱甚寒不能勝也故曰頭爲諸陽之會也

精神魂魄

歧伯曰天之在我者德也地之在我者氣也德流氣薄而生者也故生之來謂之精兩精兩搏謂之神隨神往來者謂之魂並精而出入者謂之魄所以任物者謂之心心有

所憶謂之意意之所存謂之志因志而存變謂之思因思而遠慕謂之慮因慮之處物謂之智故智者之養生也必順四時而適寒暑和喜怒而安居處節陰陽而調剛柔如是則僻邪不至長生久視是故怵惕思慮則傷神神傷則恐懼流淫而不止恐懼傷腎致流白淫不止因悲哀動中者竭絕而失悲哀動中精因之而竭神失而絕其所生生喜樂者神憚散而不藏愁憂者氣閉塞而不行盛怒者迷惑而不治恐懼者神蕩憚而不收心怵惕思慮則傷神神傷恐懼自失破䐃音孔腹脂消也脫肉毛悴色夭死於冬脾憂愁而不解則傷意意傷則悗音悶亂四支不舉毛悴色夭

死於春肝悲哀動中則傷魂魂傷則狂忘不精不精則不正當人陰縮而攣筋兩脇不舉毛悴色夭死於秋肺喜樂無極則傷魄魄傷則狂狂者意不存人皮革毛焦悴色夭死於夏腎盛怒而不止則傷志志傷則喜忘其前言腰脊不可以俛仰屈伸毛悴色夭死於季夏恐懼而不解則傷精精傷則骨痠痿厥精時自下是故五藏主存精者也不可傷傷則失守而陰虛陰虛則無氣無氣則死矣故用鍼者察觀病人之態以知精神魂魄之存亡得失之意五者以傷鍼不可以治之也肝存血血舍魂肝氣虛則恐實則

怒脾存營營舍意脾氣虛則四肢不用五藏不安實則腹脹經溲不利心存脉脉舍神心氣虛則悲實則笑不休肺存氣氣舍魄肺氣虛則鼻塞不利少氣實則喘喝胸盈仰息腎存精精舍志腎氣虛則厥實則脹五藏不安必審五藏之病形以知其氣之虛實謹而調之也

精氣津液血脉
靈決氣三十

一氣六名

精氣津液血脉以爲一氣乃辨爲六名人生兩神相搏合而成形常先身生是謂精上焦開發宣五穀味熏膚充身澤毛若霧露之漑是謂氣腠理發泄汗出溱溱是謂津穀

陽明之陽至毛直而死素皮部論五十六

入氣滿淖（音閙）澤注於骨骨屬屈伸洩澤補益腦髓皮膚潤澤是謂液中焦受氣取汁變而赤是謂血壅遏營氣令無所避是謂脉精脫者耳聾氣脫者目不明津脫者腠理開汗大泄液脫者骨屬屈伸不利色夭腦髓消痙脛痠耳數鳴血脫者色白夭然不澤其脉空虛此其候也

皮部以經脉爲紀

陽明之陽名曰害蜚（蜚生化也害殺我也）上下同法（上謂手陽明下謂足陽明下倣此）視其部中（現陽明所應之部絡）有浮絡者皆陽明之絡也其色靑則痛多黑則痺黃赤則熱多白則寒五色皆見則寒熱也絡盛則入客於經

陽主外陰主內（陽謂陽絡陰謂陰絡手足身分所見經絡皆然）

少陽之陽名曰樞持（樞謂樞要持謂持要）上下同法其部有浮絡者皆少陽之絡也絡盛則入客於經故在陽者主內在陰者主出以滲於內諸經皆然

太陽之陽名曰關樞（爲運氣之關樞）上下同法視其部中有浮絡者皆太陽之絡也絡盛則入客於經少陰之陰名曰樞儒（儒順也守要而順陰陽開闔之用也）上下同法視其部中有浮絡者皆少陰之絡也絡盛則入客於經其入經也從陽部注於經其出者從陰內注於骨

心主之陰名曰害肩心主脈入掖下氣若不和妨害肩掖運動上下同法視其部中有浮絡者皆心主之絡也絡盛則入客於經

太陰之陰名曰關蟄關閉也蟄存也上下同法視其部中有浮絡者皆太陰之絡也絡盛則入客於經

凡十二經脈絡者皮之部也是故百病之始生也先於皮毛邪中之則腠理開開則入客於絡脈留而不去傳入於經留而不去傳入於府廩積也於腸胃邪之始入於皮也泝然起毫毛開腠理其入於絡也則絡脈盛色變絡脈滿盛其現之色變于時常其入客於經也則感虛乃陷下經虛邪入脈虛氣少故陷下也其留於筋骨之間寒

經有常色素經絡論五十七

水穀入口靈五癃精液別三十六

多則筋攣骨痛熱多則筋弛骨消肉爍䐃破毛直而死

經有常色（經行氣故色見常應于時）而絡無常變也（絡主血故受邪則變而不一矣）陰絡之色應其經陽絡之色變無常隨四時而行也（順四時氣化之行止）

津液五別

水穀入於口輸於腸胃其液別爲五天寒衣薄則爲溺與氣天熱衣厚則爲汗悲哀氣並則爲泣中熱胃緩則爲唾邪氣內逆則氣爲之閉塞而不行不行則爲水脹水穀之入於口也其味有五各注其海津液各走其道故三焦出氣以溫肌肉充皮膚爲其津液其流而不行者爲液天暑衣厚

則腠理開故汗出寒留於分肉之間聚沫則爲痛天寒則腠理閉氣濕不行水下流於膀胱則爲溺與氣五藏六府心爲之主耳爲之聽目爲之候肺爲之相肝爲之將脾爲之衛腎爲之主外故五藏六府之津液盡上滲於目心悲氣並則心系急心系急則肺舉肺舉則液上溢夫心系與肺不能常舉乍上乍下故欬而泣出矣中熱則胃中消穀消穀則虫上下作腸胃充郭故胃緩胃緩則氣逆唾出五穀之津液和合而爲膏者內滲入於骨空補益腦髓而下流於陰股陰陽不和則使液溢而下流於陰髓液皆減而

下下過度則虛虛故腰背皆痛而脛瘦陰陽氣道不通四海閉塞三焦不寫津液不化水穀並行腸胃之中別於迴腸留於下焦不得滲膀胱則下焦脹水溢則爲水脹此津液五别之逆順也

人身小天地

伯高曰天圓地方人頭圓足方以應之天有日月人有兩目地有九州人有九竅天有風雨人有喜怒天有雷電人有音聲天有四時人有四肢天有五音人有五藏天有六律人有六府天有冬夏人有寒熱天有十日人有手十指

天圓地方靈邪客七十二

辰有十二人有足十指莖垂以應之女子不足二節以抱人形天有陰陽人有夫妻歲有三百六十五日人有三百六十節地有高山人有肩膝地有深谷人有腋膕地有十二經水人有十二經脉地有泉脉人有衞氣地有草蓂人有毫毛天有晝夜人有臥起天有列星人有牙齒地有小山人有小節地有山石人有高骨地有林木人有募筋地有聚邑人有䐃肉歲有十二月人有十二節地有四時不生草人有無子此人與天也相應者也

悲哀哭泣之義

夫心者五藏之專精也素解精微論八十一

夫心者五藏之專精也目者其竅也華色者其榮也是以人有德也則氣和於目有亡憂知於色故悲哀則泣下泣下水所由生水宗者積水也積水者至陰也至陰者腎之精也宗精之水所以不出者是精持之也輔之裹之故水不行也夫水之精爲志火之精爲神水火相感神志俱悲是以目之水生也諺曰心悲名曰志悲志與心精共湊於目也是以俱悲則神氣傳於心精上不傳於志而志獨悲故泣出也泣涕者腦也腦者陰也髓者骨之充也故腦滲爲涕志者骨之主也是水流而涕從之者其行類也夫涕

之與泣者譬如人之兄弟急則俱死生則俱生其志以早悲是以涕泣俱出而橫行也人之涕泣俱出而相從者腦之所屬也

夫泣不出者哭不悲也不泣者神不慈也神不慈則志不悲陰陽相持泣安能獨來夫志悲者惋惋則冲陰冲陰則志去目志去則神不守精精神去目之涕泣出也故經言下經所云厥則目無所見人厥則陽氣并於上陰氣并於下陽并於上則火獨光也陰并於下則足寒足寒則脹也夫一水不勝五火故目眥盲是以衝風則泣下不止風之中目也

邪氣之中人也
靈邪氣藏府病形四

陽氣內守於精火氣燔目故見風則泣下也有以比之夫火疾風生乃能雨比之類也

邪干藏府病形

邪氣之中人也身半已上者邪中之也身半以下者濕中之也故曰邪之中也無有常中于陰則溜于府中於陽則溜於經諸陽之會皆在於面中人也方乘虛時及新用力若飲食汗出湊理開而中於邪中於面則下陽明中於項則下太陽中於頰則下少陽其中於膺背兩脇則下其經其中於陰者常從臂胻始夫臂與胻其陰皮薄其肉淖澤

故俱受於風獨傷其陰身中之中於風也不動藏邪入於陰經則藏氣實邪氣入而不能客則還之於府故中陽則溜於經中陰則溜於府

邪之中人藏也憂愁恐懼則傷心形寒飲冷則傷肺以其兩寒相感中外皆傷故氣逆而上行有所墮墜（怫鬱怨墮也）惡血留內有所大怒氣上而不下積於脇下則傷肝有所擊仆若醉入房汗出當風則傷脾有所用力舉重若入房過度汗出浴水則傷腎

邪客　採靈樞邪客第七十一

夫邪之客人也或令人目不瞑不得臥蓋五穀之入於胃也其糟粕津液宗氣分爲三隧故宗氣積於胸中出于喉嚨以貫心脉而呼吸焉營氣者泌其津液注之於脉化以爲血以榮四末內注五藏六府以應刻數焉（如靈樞經云水下一刻人氣在太陽）衛氣者出其悍氣之慓疾而先於四末分肉皮膚之間而不休者也晝日行於陽夜行於陰常從足少陰之分間行于五藏六府今厥氣客於五藏六府則衛氣獨衛其外行於陽不得入於陰行於陽則陽氣盛陽氣盛則陽蹻陷不得入於陰陰虛故目不瞑矣治之補其不足寫其有餘調其

虛實以通其道而去其邪卽所謂決瀆壅塞經絡大通陰陽和得者也

邪客於絡　採素問繆刺論第六十三

夫邪之客于形也必先舍於皮毛留而不去入舍於孫脉留而不去入舍於絡脉留而不去入舍於經脉內連於五藏散於腸胃陰陽俱盛五藏乃傷此邪之從皮毛而入極於五藏之次也如此則治其經焉今邪客於皮毛入舍於孫絡留而不去閉塞不通不得入於經流溢於大絡而生奇病也（大絡血絡也十五胍絡也）

邪客於足少陰之絡令人卒心痛暴脹胸脇支滿邪客於少陽之絡令人喉痺舌卷口乾心煩臂外廉痛手不及頭

邪客於足陽蹻之脉令人目痛從內眥始脈起于足上行至頭屬目內眥合于太陽之脈而行

邪客於足厥陰之絡令人卒疝暴痛

邪客於足太陽之絡令人頭項肩痛

邪客於手陽明之絡令人氣滿胸中喘息而支胠音區脇相連也喘息呼吸牽引不暢胸中熱

邪客於手陽明之絡令人耳聾時不聞音

邪客於足陽明之絡令人鼽音求衂上齒寒

邪客于足少陽之絡令人脇痛不得息欬而汗出

邪客於足少陽之絡令人留於樞痛髀不可舉（髀樞也）

邪客於足少陰之絡令人嗌痛不可內食（納也）無故善怒氣上走賁（膈也）上

邪客於足太陽之絡令人腰痛引少腹腔䏚（音杪季脇也）不可仰息

邪客於足太陽之絡令人拘攣背急引脇而痛

邪客於手足少陰太陰足陽明之絡此五絡皆會於耳中上絡左角五絡俱竭令人脉皆動而形無知也（卒冒悶而不知人）其狀

若尸或曰尸厥

四時行氣　素問四時刺逆論第六十四全文

厥陰有餘病陰痺（痺似痛而非痛也陰寒也厥陰氣盛陰發于外而爲寒痺）不足病生熱痺（陰不足則陽有餘爲熱痺）滑則病狐疝風濇則病少腹積氣（氣之行或滑或濇）

少陰有餘病皮痺（肺主皮毛腎水逆連于肺也）隱軫滑則病肺風疝濇則病積溲血（疝脹狀）

太陰有餘病肉痺寒中（脾濕之氣外溢故肉痺中土凝寒）不足病脾痺（脾氣不健故痺）滑則病脾風疝（脾滿狀）濇則病積心腹時滿

陽明有餘病脈痺（胃氣有餘則歸于心心主脈故脈痺）身熱不足病心痺（氣不得于心故心下痺）滑

則病心風疝濇則病積時善驚

太陽有餘病骨痺（腎主骨太陽與少陰相表裏故病骨痺）身重不足病腎痺滑則病風

疝濇則病積善時巔疾

少陽有餘病筋痺（膽附于肝肝主筋故病筋痺）脇滿不足病肝痺滑則病肝風

疝濇則病積時筋急目痛

是故春氣在經脉春者天氣始開地氣始泄凍解冰釋水

行經通故人氣在脉

夏氣在孫絡夏者經滿氣溢入孫絡受血皮膚充實長夏

氣在肌肉長夏者經絡皆盛內溢肌中

秋氣在皮膚秋者天氣始收腠理閉塞皮膚引急冬氣在骨髓冬者蓋藏血氣在中內著骨髓通于五藏是邪氣者常隨四時之氣血而入客也至其變化不可爲度然必從其經氣辟除其邪除其邪則亂不生

一日分爲四時 採靈樞順氣一日分爲四時篇第四十四

夫百病者多以旦慧晝安夕加夜甚乃四時之氣使然若春生夏長秋收冬藏是氣之常也人亦應之以一日分爲四時朝則爲春日中爲夏日入爲秋夜半爲冬朝則人氣始生病氣衰故旦慧日中人氣長長則勝邪故安夕則人

氣始衰邪氣始生故加夜半人氣入藏邪氣獨居於身故甚也其時有反者是不應四時之氣藏獨主其病者是必以藏氣之所不勝時者甚以其所勝時者起也治之順天之時而病可與期順者爲工逆者爲粗

賊風 採靈樞賊風篇第五十八

賊風邪氣之傷人也令人病焉有人不離屏蔽不出室冗（音允居也）卒然病者此皆嘗有所傷于濕氣藏于血脉之中分肉之間久留而不去若有所墮墜惡血在內而不去卒然喜怒不節飲食不適寒溫不時腠理閉而不通其開而遇風

寒則血氣凝結與故邪相襲則爲寒痹其有熱則汗出汗出則受風雖不遇賊風邪氣必有因加而發焉其母所遇邪氣又毋怵惕之所志卒然而病者此亦有故留而未發因而志有所惡及有所慕血氣內亂兩氣相搏其所從來者微視之不見聽之不聞有似鬼神其可祝而已者巫者先知其病之所從生也否則沈延日久不信醫藥則病殆矣

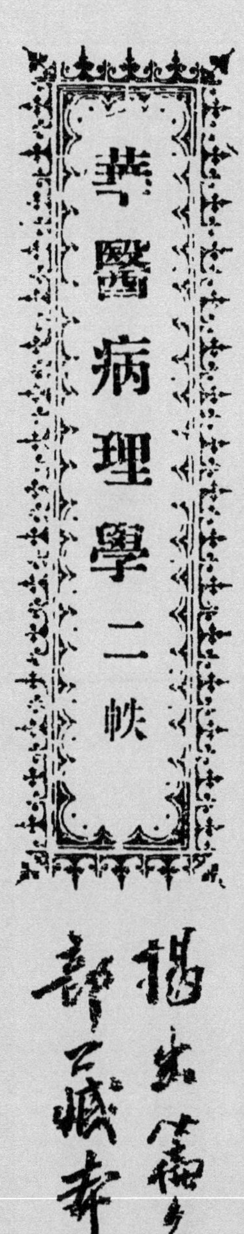
華醫病理學 二帙

华醫病理學二帙

目錄

二帙

師傳
五形之人
髯鬚
歲之五運太過不及
六經六氣司天在泉
六經六氣之勝復

六經司天在泉客主所勝

五藏六府脉病

百病始生

六經相傳

六氣主病

傷寒

心不可病

太陰陽明病

陽明惡人木與火

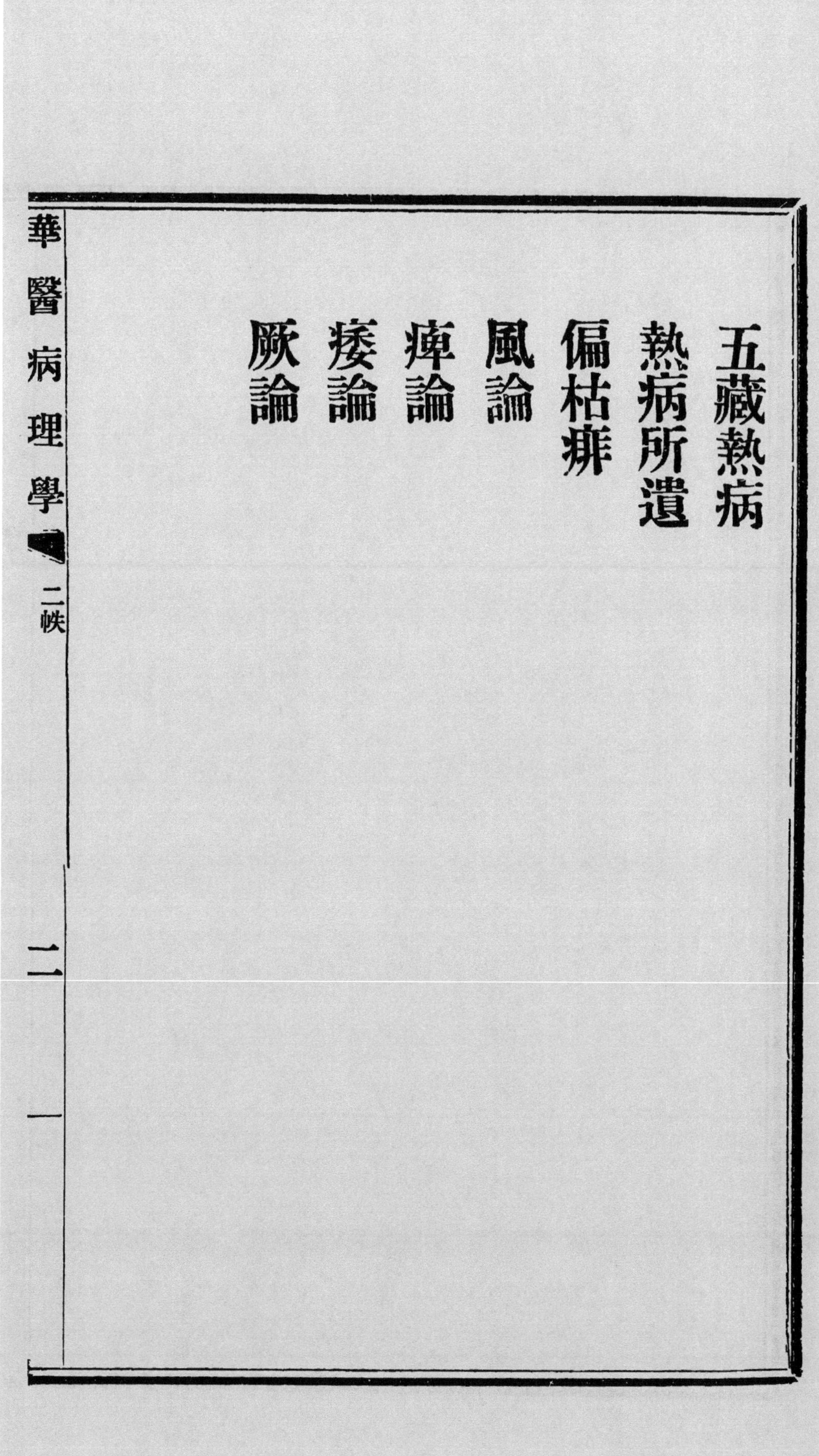

五藏熱病
熱病所遺
偏枯痱
風論
痹論
痿論
厥論

華醫病理學二帙

閩侯縣陳登鎧鐵生述　　男崇　洪　書　嫣　仝校訂

師傳　採靈樞師傳篇二十九

黃帝曰余聞先師有所心藏弗著于方余願聞而藏之則而行之上以治民下以治身使百姓無病上下和親德澤下流子孫無憂傳於後世無有終時可得聞乎歧伯曰遠乎哉問也夫治民與自治治彼與治此治小與治大治國與治家未有逆而能治之也夫維順而已矣順者非獨陰陽脈論氣之逆順也百姓人民皆欲順其志也黃帝曰順

之奈何歧伯曰入國問俗入家問諱上堂問禮臨病人問所便平聲安也黃帝曰便病人奈何歧伯曰夫中熱消癉則便寒寒中之屬則便熱胃中熱則消穀令人懸心善飢臍以上皮熱腸中熱則出黃如糜臍以下皮寒胃中寒則腹脹腸中寒則腸鳴飧泄胃中寒腸中熱則脹而且泄胃熱腸中寒則疾飢小腹痛脹黃帝曰胃欲寒飢腸欲熱飲兩者相逆便之奈何且夫王公大人血食之君驕恣從欲輕人而無能禁之禁之則逆其志順之則加其病便之奈何治之何先歧伯曰人之情莫不惡死而樂生告之以其敗語之

以其善導之以其所便開之以其所苦雖有無道之人惡有不聽者乎黄帝曰治之奈何歧伯曰春夏先治其標後治其本秋冬先治其本後治其標黄帝曰便其相逆者奈何歧伯曰便此者食飲衣服亦欲適寒溫寒無悽愴暑無出汗食飲者熱無灼灼寒無滄滄寒溫中適故氣將持乃不致邪僻也黄帝曰本藏以身形支節䐃肉候五藏六府之大小焉今夫王公大人臨朝即位之君而問焉誰可捫循之而後答乎歧伯曰身形支節者藏府之蓋也非面部之閲也黄帝曰五藏之氣閲于面者余已知之矣以支節

知而閱之奈何岐伯曰五藏六府者肺爲之蓋巨肩陷咽候見其外黃帝曰善岐伯曰五藏六府心爲之主缺盆爲之道䯏骨有餘以候髑骬黃帝曰善岐伯曰肝者主爲將使之候外欲知堅固視目之大小黃帝曰善岐伯曰脾者主爲衛使之迎糧視脣舌好惡以知吉凶黃帝曰善岐伯曰腎者主爲外使之遠聽視耳之好惡以知其性黃帝曰善願聞六府之候岐伯曰六府者胃爲之海廣骸大頸張胸五穀乃容鼻隧以長以候大腸脣厚人中長以候小腸目下果大其膽乃横鼻孔在外膀胱漏泄鼻柱中央起三

焦乃約此所以候六府者也上下三等藏安且良矣

五形之人 靈陰陽二十五人第六十四

木形之人比于上角似于蒼帝其爲人蒼色小頭長面大肩背直身小手足好有才勞心少力多憂勞于事能耐也春夏不能秋冬感而病生

火形之人比于上徵似于赤帝其爲人赤色廣朋音引脊肉也脫面小頭好肩背髀腹小手足行安地疾心行搖肩背肉滿有氣輕財少信多慮見事明好顏急心不壽暴死能春夏不能秋冬感而病生

土形之人比于上宫似于上古黃帝其爲人黃色圓面大頭美肩背大腹美股脛小手足多肉上下相稱行安地舉足浮安心好利人不喜權勢善附人也能秋冬不能春夏春夏感而病生

金形之人比於上商似於白帝其爲人方面白色小頭小肩背小腹小手足如骨發踵外骨輕身淸廉急心靜悍善爲吏能秋冬不能春夏春夏感而病生

水形之人比於上羽似於黑帝其爲人黑色面不平大頭廉頤小肩大腹動手足發行搖身下尻長背延延然不敬

畏善欺紿（音殆）人戮死能秋冬不能春夏春夏感而病生（殆欺也）

論勇　採靈樞論勇篇第五十

黃帝問於少俞曰有人於此並行並立其年之長幼等也衣之厚薄均也卒然遇烈風暴雨或病或不病或皆病或皆不病其故何也少俞曰帝問何急黃帝曰願盡聞之少俞曰春青風夏陽風秋涼風冬寒風凡此四時之風者其所病各不同形黃帝曰四時之風病人如何少俞曰黃色薄皮弱肉者不勝春之虛風白色薄皮弱肉者不勝夏之虛風青色薄皮弱肉者不勝秋之虛風赤色薄皮弱肉不

勝冬之虛風也黃帝曰黑色不病乎少俞曰黑色而皮厚肉堅固不傷於四時之風其皮薄而肉不堅色不一者長夏至而有虛風者病矣其皮厚而肌肉堅者長夏至而有虛風不病矣其皮厚而肌肉堅者必重感於寒內外皆然乃病黃帝曰善黃帝曰夫人之忍痛與不忍痛者非勇怯之分也夫勇士之不忍痛者見難則前見痛乃止夫怯士之忍痛聞難則恐遇痛不動夫勇士之忍痛者見難不恐遇痛不動夫怯士之不忍痛者見難與痛目轉面盼恐不能言失氣驚顏色變化乍死乍生余見其然也不知其何

由願聞其故少俞曰夫忍痛與不忍痛者皮膚之薄厚肌肉之堅脆音猝柔易斷也緩急之分也非勇怯之謂也黃帝曰願聞勇怯之由然少俞曰勇士者目深以固長衡直揚三焦理橫其心端直其肝大以堅其膽滿以傍怒則氣盛而胸張肝舉而膽橫眥裂而目揚毛起而面蒼現肝之色此勇士之由然者也黃帝曰願聞怯士之所由然少俞曰怯者目大而不減陰陽相失其焦理縱䯏骬短而小肝系緩而膽不滿而縱腸胃挺脇下空雖方大怒氣不能滿其胸肝肺雖舉氣衰復下故不能久怒此怯士之所由然也黃帝曰怯士之

得酒怒不避勇士者何藏使然少俞曰酒者水穀之精熟穀之液也其氣慓悍其入於胃中則胃脹氣上逆滿於胸中肝浮膽橫當是之時固比于勇士氣衰則悔與勇士同類不知避之名曰酒悖也

髯鬚 靈樞五音五味第六十五

夫人之衝脉任脉皆起於胞中血海也上循背裏爲經絡之海其浮於外者循腹右上行會於咽喉別而絡唇舌血氣盛則充膚熱閉血獨盛則淡滲皮膚生毫毛婦人之生有餘於氣不足於血以其數脫血也衝任之脉不榮口唇故鬚

不生焉宦者去其宗筋（陽明之脉在任脉處）傷其衝脈血寫不復皮膚內結唇口不榮故鬚不生焉其有天宦者未嘗被傷不脫於血其鬚不生此天之所以不足也其任衝不盛宗筋不成有氣無血唇口不榮故鬚不生人之顏色黃赤者多熱氣青白者少熱氣黑色者多血少氣美眉者太陽多血通髯極鬚者少陽多血美鬚者陽明多血此其時然也人之常數太陽常多血少氣少陽常多氣少血陽明常多血多氣厥陰常多氣少血少陰常多血少氣太陰常多血少氣此天之常數也

採素問氣交變大論六十九

歲之五運太過不及

歲木太過（遇諸壬歲也）風氣流行民病飧泄（木有餘而土氣卑屈）食減體重煩寃（胸次鬱悶）腸鳴腹支滿上應歲星（歲木盛歲星逆守星屬分皆災也）甚則忽忽善怒眩冒巔疾化氣不政生氣獨治（木盛土抑不能布政于萬物木氣獨治而生化也）雲物飛動草木不寧甚則搖落（風氣流行非分而動不務德也）反脇痛而吐甚衝陽（胃脉也）絕者死不治（木尅土也）上應太白星（金氣復而太白逆守其災之發害于東方則先害于脾後傷肝也）

歲火太過（諸戊歲也）炎暑流行金肺受邪（火不以德邪害于金）民病瘧少氣欬喘血溢血泄注下嗌燥耳聾中熱肩背熱上應熒惑星（火氣盛則熒惑光芒逆臨宿屬分皆災也）甚則胸中痛脇支滿痛膺背肩胛間痛兩臂內痛身

熱骨痛而爲浸淫歲氣不行長氣獨明（金氣退避火氣獨行）雨水霜寒（水氣折之）上應辰星（水復於火天象應之辰星逆凌乃降災於物也其災發於南方先傷肺後反傷心也辰星在日之前後三十度）上臨少陰少陽燔焫水泉涸物焦槁（臨者太過不及皆曰天符災也）病反譫妄狂越咳喘息下甚血溢泄不已太淵（肺脈也）絕者死不治（火刑金也）上應熒惑星（熒惑星犯宿屬皆危）

歲土太過（諸甲歲也）雨濕流行腎水受邪（土無德邪害于水）民病腹痛淸厥（冷也）意不樂體重煩寃上應鎭星（上來刑水象應鎭星逆犯宿屬則爲災）甚則肌肉萎足萎不收行善瘈（音記筋惕也）脚下痛飲發中滿食減四支不舉變生得位（土旺于四時之末變化生氣得之季月也）藏氣伏（水氣伏匿于土）化氣獨治（土氣獨勝）泉湧河衍涸澤生魚（濕所致也）大至土崩潰鱗見於陸病腹滿溏泄腸鳴反下

甚而太谿腎脈也絕者死不治上應歲星木來尅土天象逆臨加其宿屬正可憂也

歲金太過諸庚歲也燥氣流行肝木受邪金暴虐乃爾民病兩脇下少腹痛目赤痛眥瘍眥四際瞼睫之本也耳無所聞肅殺而甚則體重煩冤胸痛引背兩脇滿且痛引少腹上應太白星金氣已過肅殺又甚木氣內畏感而病生金盛應太白明大加臨宿屬心受災害甚則喘欬逆氣肩背痛尻陰股膝髀腨胻音行脚脛也足皆病上應熒惑星火氣復之自生病也天象示應在熒惑逆加守宿屬爲災收氣峻生氣下金氣峻暴木氣被刑火未來復故氣下草木斂蒼乾凋隕病反暴痛胠脇不可反側欬逆甚而血溢太衝絕者死不治太衝肝脈也上應太白星金勝而木絕太白應之逆守星屬病皆危也

歲水太過諸丙歲也寒氣流行邪氣害心水不務德暴虐乃然民病身熱煩心燥

悖陰厥上下中寒譫妄心痛寒氣早至上應辰星天氣水盛辰星瑩明加其宿屬甚則腹大脛腫喘欬寢汗出憎風藏氣乃盛長氣失政災乃至大雨至埃霧朦鬱上應鎮星水氣盛土失所長上臨太陽雨氷雪霜不時降濕氣變物病反腹滿腸鳴溏泄食不化渴而妄冐神門絕者死不治上應熒惑辰星心脈也水盛則熒惑減耀辰星明瑩加以逆守宿屬則危亡也土勝折水之强鎮星明盛昭其應也

歲木不及生氣失應草木晚榮肅殺諸丁歲也燥迺大行清寒之氣謂之燥乃金氣也而甚則剛木辟著悉萎蒼乾天地淒滄不雨不晴人意慘然是肅殺之氣甚也硬木之枝及柔木之葉青色不變而萎乾矣上應太白星木不及金氣乘之太白之光芒而照其空也民病中淸胠脇痛小腹痛腸鳴

溏泄凉雨時至上應太白星太白星金也歲星木也運星失色畏星加臨宿屬爲災其穀蒼金勝火氣不復蒼穀不成實也上臨陽明天刑之歲也生氣失政金勝木也草木再榮晚華化氣迺急時晚故急上應太白鎮星其主蒼金勝木天應之故太白鎮星光芒而明蒼色之木又早凋落也復則炎暑流火濕木生火也性燥柔脆草木焦槁下體再生火氣復而勝于金夏生大熱萬物濕性變燥故柔脆之草木皆上乾萎而下體再生華實齊化新開與先結者齊承化而成熟也病寒熱瘡瘍疿胗癰痤上應熒惑太白其穀白堅火復其金太白減曜熒惑益先加其宿屬皆爲災故白堅之穀秀而不實白露早降收殺氣行寒雨害物蟲食甘黃脾土受邪赤氣復化金氣用事寒涼收殺雨濕相合蟲成食甘清勝熱復草木赤華後當再榮心氣晚治木生火也上勝肺金白氣迺屈其穀不成心氣晚旺心勝于肺則金氣屈退故穀稻不成也欬而鼽音求鼻中水也上應熒惑星如上所云

歲火不及（諸癸歲也）寒乃大行長政不用物榮而下（火少水勝則物形卑下長政不用）凝滲而甚則陽氣不化迺折榮美（火氣既少水折木華）上應辰星（水氣洪盛辰星益明）民病胸中痛脇支滿兩脇痛膺背肩胛間及兩臂內痛鬱冒朦昧心痛暴瘖胸腹大脇下與腰背相引而痛甚則屈不能伸髖髀如別（不便也）上應熒惑辰星其穀丹（水行乘火熒惑芒減丹穀不成辰星臨其宿屬之分則爲災也）復則埃鬱（火生土也）大雨且至黑氣迺辱（水氣屈辱也）病鶩（鴨也）溏（大便溏滑也）腹滿食飲不下寒中腸鳴泄注腹痛暴攣痿痹足不任身上應鎮星（土星也）玄穀不成（土復于水故鎮星明潤臨犯宿屬則民受病災矣）歲土不及（諸己歲也）風迺大行（木氣乘之）化氣不令（土氣薄不以時化）草木茂榮飄揚而甚（非壯健也）秀而不實上應歲

星（木星也木勝于土故歲星之見潤而明也）民病飧泄霍亂體重腹痛筋骨繇（搖也）復肌肉瞤（音純）痠善怒藏氣舉事蟄虫早附（土與水化寒氣乃生）病寒中上應歲星鎮星其穀黅（音金黃也土抑不伸歲星臨宿屬則爲災也）復則收政嚴竣（土生金也金氣勝木故肅殺之氣嚴竣）名木蒼凋胸脇暴痛下引少腹善太息虫食甘黃氣客於脾黅穀廼減民食少失蒼穀廼損上應太白歲星（太白芒盛歲星減明）上臨厥陰流水不冰蟄虫來見藏氣不用白廼不復上應歲星民廼康（金氣不復歲星之象不減故民康）

歲金不及（諸乙歲也）炎火廼行（火勝于金）生氣廼用長氣專勝（火勝金夏大熱生長之氣勝矣）庶物以茂燥爍以行上應熒惑星（雨不降炎火盛天象之熒惑星見而大明也）民病肩背瞀

音覷悶也重鼽嚏血便注下收氣廼後上應太白星其穀堅芒火先勝金

氣不盛熒惑逆守宿屬之分故爲災復則寒雨暴至金生水也廼零氷雹霜雪殺物水氣復之也陰

厥且格陽反上行頭腦戶痛延及腦頂發熱上應辰星熒惑減曜

辰星大明丹穀不成民病口瘡甚則心痛

歲水不及諸辛歲也濕乃大行土勝水也長氣反用其化廼速暑雨數至

上應鎮星水土合德化物早成火濕齊化故暑雨數至水不及而土勝鎮星之象益光逆凌留犯其又甚矣民病腹痛身重濡泄

寒瘍流水腰股痛發膕腨股膝不便煩寃足痿淸厥脚下

痛甚則跗腫藏氣不政腎氣不衡藏氣不由其政令腎氣不能和平

上應辰星其穀秬音巨黑也辰星減明過鎮星臨屬宿乃災上臨太陰則大寒數舉蟄虫

早藏地積堅冰陽光不治民病寒疾于下甚則腹滿浮腫上應鎮星水不及則鎮星明其主黅穀復則大風水生木也暴發草偃木零木復其土也生長不鮮面色時變筋骨併辟肉瞤瘛目視䀮䀮音荒目眩不甚明也物疎璺音問裂也肌肉胗音疹瘍也發氣并鬲中痛于心腹黃氣乃損其穀不登上應歲星木氣暴復歲星下臨宿屬者則爲災也

六經六氣司天在泉 素五常政大論七十

少陽司天寅申之歲候也火氣下臨天氣御於下肺氣上從天氣從於上白起金用白亦金也物價高於市刑罰用於朝草木眚音省災也火見燔焫火熱灼也革金俱耗皮革金品且見消耗人病難免大暑以行欬嚏鼽衄鼻窒瘍瘡瘍頭瘍瘡身瘡也寒熱胕腫風行于地塵沙

飛揚厥陰在泉故風行於地　心痛胃脘痛厥逆鬲不通其主暴速病暴發也

陽明司天卯酉之歲候也　燥氣下臨肝氣上從蒼起木用而立土廼眚淒滄數至木伐草萎脇痛目赤掉振鼓慄筋萎不能久立暴熱至土廼暑陽氣鬱發小便變寒熱如瘧甚則心痛火行於稿流水不冰蟄蟲廼見少陰在泉熱盛於地

太陽司天辰戌之歲候也　寒氣下臨心氣上從而火且明丹起金廼眚火盛則金衰　寒清時舉勝則水冰火氣高明心熱煩嗌乾善渴鼽嚏喜悲數欠熱氣妄行寒廼復霜不時降善忘甚則心痛土廼潤水豐衍音演水溢也　寒客至沈陰化濕氣變物水飲內

稸中滿不食皮𤺊（音頑痺也）肉苛筋脉不利甚則胕腫身後癰

厥陰司天（己亥之歲候也）風氣下臨脾氣上從而土且隆黃起水廼眚（上乘水也）土用革（土氣有用而革易其體）體重肌肉萎食減口爽風行太虛雲物搖動目轉耳鳴火縱其暴地廼暑（少陽任泉木生火也）大熱消爍赤沃下（下利赤色）蟄虫數見濕化燥流水不冰其發機速（變化急病機之發速也）

少陰司天（子午之歲候也）熱氣下臨肺氣上從白起金用草木眚（金乘木也）喘嘔寒熱嚏鼽衄鼻窒大暑流行甚則瘡瘍燔爍金石地廼燥清淒滄數至（涼冷也）脇痛善太息肅殺行草木變

太陰司天（丑未之歲也）濕氣下臨腎氣上從黑起水變（水乘火也）埃冒雲

雨胸中不利陰萎氣大衰而不起不用當其時反（病也）腰脽（音誰股也）痛動轉不便也厥逆地迺藏陰大寒且至蟄虫早附心下否（痞也）痛地裂冰堅少腹痛時害於食乘金則止水（井泉之水也）增味迺鹹（甘之變味也）行水減也（河渠流注謂之行水）

又素至真要大論七十四

厥陰司天（巳亥歲也）風淫所勝則太虛埃昏（木乘土也故土受傷）雲物以擾寒生春氣（水生木也）流水不冰民病胃脘當心而痛（木尅土位故病如是）上支兩脇鬲咽不通飲食不下舌本强食則嘔冷泄腹脹瘕水閉（經停也）蟄虫不去病本於脾衝陽絕死不治（衝陽胃脈也在足跗上動脈應手胃之氣也）

少陰司天（子午歲也）熱淫所勝怫熱至火行其政（火乘金也）民病胸中煩熱嗌乾右胠滿皮膚痛寒熱欬喘大雨且至唾血血泄鼽衄嚏嘔溺色變甚則瘡瘍胕腫肩背臂臑及缺中痛心痛䐜腹大滿膨膨而喘欬病本于肺尺澤絕死不治（尺澤肺脈也在手肘內廉大文中動脈應手肺之氣也）

太陽司天（丑未歲也）濕淫所勝則沈陰且布（土乘水也）雨變枯槁胕（音付足也又音符腫也）腫骨痛陰痺陰痺者按之不得腰脊頭痛時眩大便難陰氣不用飢不欲食欬唾則有血心如懸病本于腎太谿絕死不治（太谿腎脈在足內踝後跟骨上動脈應手腎之氣也）

少陽司天（寅申歲也）火淫所勝則溫氣流行金政不平（火乘金也）民病頭痛發熱惡寒而瘧熱上皮膚痛色變黃赤傳而爲水身面胕腫腹滿仰息泄注赤白瘡瘍欬唾血煩心胸中熱甚則鼽衄病本于肺天府絕死不治（在肘後彼側上掖下同身寸之三寸動脈應手肺之氣也）陽明司天（卯酉歲也）燥淫所勝則木廼晚榮草廼晚生（金乘木也）筋骨內變民病在胠脇痛寒清于中感而瘧大涼革（易也）候欬腹中鳴注泄鶩溏名木斂生菀于下草焦上首心脇暴痛不可反側嗌乾面塵腰痛丈夫癩疝婦人少腹痛目昧眥瘍瘡痓㾂蟄虫未見（秋金令也）病本于肝太衝絕死不治（在足大指本節後同身寸之二寸脈動應手肝之氣也）

素問五常政大論七十

太陽司天（辰戌歲也）寒淫所勝則寒氣反至水且冰血變於中（水乘火也）發爲癰瘍民病厥心痛嘔血血泄鼽衄善悲時眩仆運炎烈雨暴廼雹胸腹滿手熱肘攣掖（音亦與腋同）衝心澹（音淡又音贍水流貌動也）澹大動胸脇胃脘不安面赤目黃善噫嗌乾甚則色炲（音燒焦色）渴而欲飲病本于心神門絕死不治（在手之掌後銳骨之端動脈應手眞心氣也）

少陽在泉寒毒不生其味辛其治苦酸其穀蒼丹（己亥歲氣化也少陽火也火制金氣故味辛上奉厥陰故其化苦與酸也）

陽明在泉濕毒不生其味酸其氣濕其治辛苦甘其穀素（子午歲化也燥在地中其氣凉故濕在下而不生於上金木相制故味酸上奉少陰故其歲辛與苦也）

太陽在泉熱毒不生其味苦其治淡鹹其穀黅秬丑未歲氣化也寒在地中與熱氣化故熱毒不生木勝其味當苦上奉太陰故其歲化生淡鹹黅音今黃色也

厥陰在泉清毒不生其味甘其治酸苦其穀蒼赤其氣專其味正寅申歲氣化也温在地中故清毒不生木勝其土故味甘上合少陽所合之氣故其治化酸與苦也

少陰在泉寒毒不生其味辛其治苦甘其穀白丹卯酉歲氣化也熱在地中寒毒甚微火氣灼金故味辛少陰陽明主天主地其所治苦與辛甘也

太陰在泉燥氣不生其味鹹苦其氣熱其治甘鹹其穀黅秬辰戌歲氣化也地中有濕燥氣不生土制於木故味鹹上承太陽故其歲化甘與鹹也

化淳則鹹守氣專則辛化而俱治化淳謂少陽之歲也火來居水而反能化育是水鹹自守不與火爭化也氣專謂厥陰在泉之

(氣也木居於水而復下化金不受害故辛復生化與鹹俱旺也唯此兩歲上下之氣無尅伐之嫌)

又 至真要大論七十四

歲厥陰在泉風淫所勝則地氣不明平野昧草廼秀民病洒洒振寒善伸數欠心痛支滿兩脇裏急飲食不下鬲咽不通食則嘔腹脹善噫得後與氣則快然如衰身體不重(謂甲寅丙寅庚寅壬寅甲申丙申庚申戊申壬申歲也陰氣衰得陽氣出故快然如衰也)

歲少陰在泉(卯酉歲也)熱淫所勝則焰浮川澤陰處反明民病腹中常鳴氣上衝胸喘不能久立寒熱皮膚痛目瞑齒痛䪼(音拙頰也)腫惡寒發熱如瘧少腹中痛腹大蟄蟲不藏(火尅金故病如是)

歲太陰在泉辰戌歲也草乃早榮濕淫所勝則埃昏巖谷黃反見黑水乘土也至陰之交民病飲積心痛耳聾渾渾焞焞嗌腫喉痹陰病血見少腹痛腫不得小便病衝頭痛目似脫項似拔腰似折髀不可以回膕如結腨如別土尅水也

歲少陽在泉火淫所勝則焰明郊野寒熱更至民病注泄赤白少腹痛溺赤甚則血便少陰同候巳亥歲也處寒之時熱更其氣熱氣既往寒氣後來故云更至也餘候與少陰在泉正同

歲陽明在泉子午歲也燥淫所勝則霿音茂霧清瞑霧起霿暗不辨物形民病喜嘔有苦善太息心脇痛不能反側甚則嗌乾面塵身無膏澤

足外反熱陽明在泉金旺尅木故有是病也

歲太陽在泉丑未歲也寒淫所勝則凝肅滲慄民病少腹控睾丸引腰脊上衝心痛血見嗌痛頷腫水尅火也

六經六氣之勝復勝者專司其權也復者反勝而報復也勝復之動雖有常位而發動之氣不必定其必有也至真要大論七十四

厥陰之勝耳鳴頭眩憒憒欲吐胃鬲如寒大風數舉倮虫不滋胠脇氣并化而爲熱小便黃赤胃脘當心而痛上支兩脇腸鳴飧泄少腹痛注下赤白甚則嘔吐鬲咽不通五巳五亥之歲也

少陰之勝心下熱善飢臍下反動氣遊三焦炎暑至木廼

津草廼萎嘔逆躁煩䐜滿痛溏泄傳爲赤沃沃血水五子五午之歲也
太陰之勝火氣內鬱瘡瘍於中流散於外病在胠脇甚則
心痛熱格頭痛喉痺項強獨勝則濕氣內鬱寒迫下焦痛
留頂互引眉間胃滿雨數至燥化廼見少腹滿腰脽重臀肉也
強內不便善注泄足下溫頭重足脛胕腫飲發於中胕腫
於上五丑五未歲也
少陽之勝熱客於胃煩心心痛目赤欲嘔嘔酸善飢耳痛
溺赤善驚譫妄暴熱消爍草萎水涸介虫廼屈少腹痛下
沃赤白五寅五申歲也

陽明之勝清發於中左胠脇痛溏泄內爲嗌塞外發㿗疝大涼肅殺華英改容毛虫迺殃胸中不便嗌塞而咳五卯五酉之歲也太陽之勝凝凓且至非時水氷羽迺後化痔瘧發寒厥入胃則內生心痛陰中迺瘍隱曲不利小便瘍瘧故裡急不得溺也互引陰股筋肉拘苛血脉凝泣絡滿色變或爲血泄皮膚否腫腹滿食減熱反上行頭項巔頂腦戶中痛目如脫寒入下焦傳爲濡寫

厥陰之復少腹堅滿裏急暴痛偃木飛沙倮虫不榮厥心痛汗發嘔吐飲食不入入而復出筋骨掉眩清厥甚則入

脾食痺而吐衝陽絕死不治（胃脈絕也）少陰之復燠熱內作煩躁鼽嚏少腹絞痛火見燔焫（音灼燒也）嗌燥分注時止（大小便下而時止）氣動於左上行於右（厥陰之氣行在側也）欬皮膚痛暴瘖心痛鬱冒不知人迺洒淅惡寒振慄譫妄寒已而熱渴而欲飲少氣骨痿隔腸不便外爲浮腫噦噫赤氣後化流水熱氣大行介虫不復病痱胗瘡瘍癰疽痤痔（上下皆生熱毒）甚則入肺欬而鼻淵天府絕死不治（肺脈絕也）

太陰之復濕變迺舉體重中滿食飲不化陰氣上厥胸中不便飲發於中欬喘有聲大雨時行鱗見于陸頭頂痛重

而掉瘛尤甚嘔而密默（欲靜也）唾吐清液甚則入腎太谿絕死不治（腎脈絕也）

少陽之復大熱將至枯燥燔爇（音灼燒也）介虫廼耗驚瘈欬衄心熱煩躁便數增風厥陰上行面如浮埃目乃瞤（音純）瘈（音記筋惕也）火氣內發上爲口糜嘔逆血溢血泄發而爲瘧惡寒鼓慄寒極反熱嗌絡焦槁渴引水漿色變黃赤少氣脉萎化而爲水傳爲胕腫甚則入肺欬而血泄尺澤絕死不治（肺脈絕也）

陽明之復清氣大舉森木蒼乾毛虫廼厲病生胠脇氣歸於左（足見西之解剖胃居左方爲是）善太息甚則心痛否滿腹脹而泄嘔苦欬噦

採素問
至真要大論
七十四

煩心病在鬲中頭痛甚則入肝驚駭筋攣太衝絕者死不治（太衝肝脈也）

太陽之復厥氣上行水凝雨冰羽虫迺死心胃生寒胸膈不利心痛否滿頭痛善悲時眩仆食減腰脽反痛屈伸不便地裂冰堅陽光不治少腹控睪引腰脊上衝心唾出清水及爲噦噫甚則入心善忘善悲神門絕死不治（真心之脈氣絕）

六經司天在泉客主所勝（客謂天之六氣主謂五行之位也客主自有多少以其爲勝與常勝殊主勝逆客勝從天之道也）

厥陰司天（五巳五亥歲也）客勝則耳鳴掉眩甚則欬主勝則胸脇痛舌難以言

少陰司天（五子五午歲也）客勝則鼽嚏頸項強肩背瞀熱頭痛少氣發熱耳聾目瞑甚則胕腫血溢瘡瘍欬喘主勝則心熱煩躁甚則脇支滿

太陰司天（五丑五未歲也）客勝則首面胕腫呼吸氣喘主勝則胸腹滿食已而瞀

少陽司天（五寅五申歲也）客勝則丹胗外發及爲丹熛（音標火盛也）瘡瘍嘔逆喉痺頭痛咽腫耳聾血溢內爲瘈瘲主勝則胸滿欬仰息甚而有血手熱

陽明司天（五卯五酉歲也）清復內餘則欬衄嗌塞心鬲中熱欬不止

而白血出者死（復謂氣之復舊居也白血唾出淡紅色其血似肉似肺葉此不言客勝主勝以金居其位無客勝之理也）

太陽司天（五辰五戌歲也）客勝則胸中不利出淸涕感寒則欬主勝則喉嗌中鳴

厥陰在泉（五卯五申歲也）客勝則大關節不利（腰膝也）內爲痙强拘瘛外爲不便主勝則筋骨繇併腰腹時痛

少陰在泉（五卯五酉歲也）客勝則腰痛尻股膝髀腨胻足病瞀熱以酸胕腫不能久立溲便變主勝則厥氣上行心痛發熱鬲中衆痺皆作發於胠脇魄汗不藏四逆而起

太陰在泉（五辰五戌歲也）客勝則足痿下重便溲不時濕客下焦發

而濡寫及爲䐈隱曲之疾女子不月男子淋疝主勝則寒氣逆滿食飲不下甚則爲痛

少陽在泉五巳五亥歲也客勝則腰腹痛而反惡寒甚則下白溺白白濁也主勝則熱反上行而於心心痛發熱格中而嘔少陰同候

陽明在泉五子五午歲也客勝則清氣動下少腹堅滿而數便寫主勝則腰重腹痛少腹生寒下爲鶩溏則寒厥於腸上衝胸中甚則喘不能久立

太陽在泉五丑五未歲也寒復內餘則腰尻痛屈伸不利股脛足膝

中痛太陽以水居水位故不言客主之勝也

五藏六府脉病　壽世保元甲集

心藏屬火主藏神王於夏其脉洪大如鈎開竅於舌汗出於心其聲言其臭焦其味苦其養血其色赤脉行手少陰經小腸其府也而爲之表心氣實爲神有餘則病胸內痛支脇滿痛腰背病膺臂痛腹痛上咳吐下氣泄身熱肢仆喜笑善驚善忘心氣虛則胸腹滿脇下痛引腰背神恍惚少顏色舌本強善憂愁悲懼診在左手寸脉來累累如貫珠以胃氣爲本夏以心氣王見洪大者爲平脉也若得沈

濡而滑腎之乘心水尅火也病爲逆若弦而長乃肝乘心母之尅子也雖病當愈若緩而大是脾乘心子之乘母也雖病當愈若微濇而短則肺乘心金之凌火也雖病不死心病脉來喘喘如鈎之曲見前曲後倨如操帶鈎及牢搏之脉死不治

肝藏屬木主存魂王於春其脉弦開竅於目淚出於肝其華瓜其榮筋其聲呼其臭臊其味酸其色青脉行足厥陰經膽其府也而爲之表肝氣盛爲血有餘則病目赤頭痛兩脇上痛引小腹狐疝嘔逆氣上衝心心中疼熱不欲食

吐蚘眩暈耳聾頰腫面靑消渴筋急善怒熱則狂言及驚不得臥其虛也目視不明脇下拘急不得太息爪甲枯而靑心悸善恐欲悲飧泄遺溺診在左手關部脉來綽綽如按琴弦如持長竿春以木王脉應弦細而長爲平脉也若微濇而短者乃肺乘肝金尅木也病爲逆得浮大而洪者是心乘肝子之乘母也爲實邪雖病當愈見沈濡而滑者是腎乘肝母之尅子也爲虛邪雖病亦愈若見緩大之脉是脾之乘肝爲土之凌木爲微邪雖病不死肝脉來盈實而滑或急而勁有力爲象如新張之弓弦曰肝絕

脾屬土主存意王於長夏其脉緩開竅於口涎出於脾其聲歌其臭香其味甘其養肉其色黄脉行足太陰經胃其府也而爲之表脾氣盛爲形有餘則病腹脹便塞舌强痛口甘善喫食即吐嗜臥身重背骱膝足痛痿痺不收當臍痛頰及兩頷痛身熱爭則腰痛不可俛仰其虚也四肢無力善噫嘔逆好太息便泄腹脹腸鳴面黄危則面黑瘖腫筋攣診在右手關部脉來滑緩爲平脉也以胃氣爲本若弦而急乃肝乘脾木之尅土也病爲逆得微濇而短是肺之乘脾子之乘母也不治自愈若浮而洪者是心之乘脾

母之歸子病當差得沈濡而滑者是腎之尅脾水之凌土也邪微病當瘥脉來實而盛數如鷄舉足堅鋭如鳥之啄如屋之漏或乍數乍疎者皆不治

肺屬金主藏魄王於秋其脉毛開竅於鼻涕出於肺其聲哭其臭腥其味辛其藏氣其養皮其色白脉行手太陰經大腸其府也而爲之表肺氣盛爲氣有餘則病喘咳上氣善噫缺盆中痛肩背痛臍右少腹痛脹尻陰股膝踹脛痛小便數皮膚痛及麻木胸痺其虚也少氣耳聾嗌乾溏泄汗出鼻塞不利診在右手寸口脉來浮濇爲平脉也秋以

胃氣爲本若浮大而洪乃心乘肺火尅金也病爲逆得沈濡而滑者是腎之乘肺子之乘母也病當愈若浮大而長者脾之乘肺也母之歸子雖病當愈得弦長之脉肝乘肺也木之凌金邪微當愈脉來汎汎而輕如微風之吹鳥背上毛者按之虛浮而大病不治

腎屬水主藏志王於冬其脉石開竅於耳及前後二陰唾出於腎其聲呻其臭腐其味鹹其養骨其藏精其色黑脉行足少陰經膀胱其府也而爲之表腎氣盛爲志有餘則病口渴唾血腹脹而痛便難汗出喘咳下痢面目黑小便

黄尻痛狐疝其虚也脊臀痠痛臍下氣逆足寒陰濕善恐四支不收不舉胸內痛耳聾而鳴腰痛項痠時眩髓減骨痿咳血冬喘診在兩手尺部病脉如引葛之堅若沈濡而滑爲平脉得浮火而緩者脾之乘腎土尅水也病爲逆得浮濇而短者是肺乘腎也母之歸子爲虛邪病可治得弦細而長者是肝乘腎也子之乘母爲實邪病當愈若浮大而洪者心乘腎也火之凌水病可愈脉來如奪索如彈石爲死脉

膽屬木王於春爲肝之府足少陽其經也其氣盛病則目

眩口苦咽乾胸肋髀膝痛腹內冒然不安脇下脹眼痛寒熱鼻淵濁涕鼻衄腋下腫馬刀瘻其虛也善太息欬嘔膽汁心下恐懼數唾若耳聾百節縱目系絕視不明死不治

胃屬土王於長夏爲脾之府足陽明其經也其氣盛惡烟火聞木聲胻髀膕膝皆痛善伸口渴脹滿便秘牙床痛頭項痛鼽衄其虛也飢不欲食飧泄嘔逆䐜脹

小腸屬火王於夏爲心之府手太陽其經也其氣盛則病耳前熱頷頷腫肩臑臂肘腫痛小腹痛及腰脊控睾時窘少腹䐜脹引腰而痛熱則隔腸不便咽痛目黃其虛也寒

氣內迫驚跳不言苦寒肩如拔腰似折
大腸屬金王于秋爲肺之府手陽明其經也其氣盛則病耳聾焞焞如車輪肩臑肘臂痛熱腫大指次指瘦楚腹脹腸中切痛而鳴齒痛脛腫口乾鼻衄喉痺其虛也當臍而痛寒慄不復飧泄不化
膀胱屬水王於冬爲腎之府足太陽其經也其氣盛病則小腹腫痛按之欲溺脛踝皆熱頭痛項痛腰脊痛狂癲面黃目淚鼻衄便血小便不利小腹滿而爲癃其虛也遺溺腰痛肉痿小指不用髮無澤

三焦屬火王於夏爲心包絡之府手少陽其經也其氣盛病則耳鳴喉痺腫痛耳連目眥痛肩臑內外皆痛腹中滿小腹尤硬小便不易大便秘也其虛也下泄自汗胸滿遺溺食物不消

心包絡屬火王於夏脉行手厥陰經三焦其府也其氣盛則病心中大熱面黄目赤心動喜笑心痛腋腫臂肘攣急胸脇滿其虛也心恐善悲神昏不寐語言不出若面黑髦乾則脉絡不通血液不調氣絕不治

百病始生 采靈樞百病始生篇第六十六

百病之始生也皆生於風雨寒暑淸濕喜怒喜怒不節則傷藏風雨則傷上淸濕則傷下三部之氣各不同或起於陰或起於陽喜怒不節藏傷則起於陰也淸濕襲虛則病起於下風雨襲虛則病起於上是謂三部至於其淫泆不可勝數風雨寒熱不得虛邪不能獨傷人卒然逢疾風暴雨而不病者葢無虛故邪不能獨傷人此不因虛邪之風與其身形兩虛相得乃客其形兩實相逢衆人肉堅其中於邪也因於天時與其身形參以虛實大病乃成氣有定舍因處爲名上下中外爲三員

是故虛邪之中也始於皮膚皮膚緩則腠理開開則邪從毛髮入入則抵深深則毛髮立毛髮立則淅然故皮膚痛留而不去則傳舍於絡脉在絡之時痛於肌肉其痛之時息大經乃代留而不去傳舍於經在經之時洒淅喜驚留而不去傳舍於輸（經脉所注之處也）在輸之時六經不通四肢則四肢節痛腰脊乃強留而不去傳舍于伏衝之脉在伏衝之時賁（音焚大鼓也）響腹脹多寒則腸鳴飧泄食不化多熱則溏出糜留而不去傳舍於腸胃之外募原之間留著於脉稽留而不去息而成積（邪氣積聚不化）或著孫脉或著絡脉或著經脈或著

輸脈或著於伏衝之胍或著於膂筋或著於腸胃之募原上連於緩筋邪氣淫泆不可勝論

其著孫絡之脈而成積者其積往來上下臂手孫絡之居也浮而緩不能句音溝拘也積而止之故往來移行腸胃之間水湊滲注灌濯濯有聲有寒則䐜滿雷引故時切痛其著於陽明之經則挾臍而居飽食則益大飢則益小其著於緩筋也似陽明之積飽食則病飢則安其著於腸胃之募原也痛而外連於緩筋飽食則安飢則痛其著於伏衝之脈者揣之應手而動發則熱氣下於兩股如湯沃之狀其著

於膂筋在腸後右飢則積見飽則積不見按之不得其著於輸之脈者閉塞不通津液不下空竅乾壅此邪氣之從外入內從上下也

積之始生得寒則生厥乃成積也厥氣生足悗悗（音瞞忘也）生脛寒脛寒則血脈凝濇血脈凝濇則寒氣上於腸胃入於腸胃則䐜脹䐜脹則脹外之汁沫迫聚不得散日以成積卒然多食飲則腸滿起居不節用力過度則絡脈傷陽絡傷則血外溢血外溢則衄血陰絡傷則血內溢血內溢則後血（便血也）腸胃之絡傷則血溢於腸外腸外有寒汁沫與血相

搏則并合凝聚不得散而積成矣卒然外中於寒若內傷於憂怒則氣上逆氣上逆則六輸不通（六經之穴也）溫氣不行（人身藉溫度以活血）凝血蘊裏而不散津液濇滲著而不去而積皆成矣其生於陰也憂思傷心重寒傷肺忿怒傷肝醉以入房汗出當風傷脾用力過度若入房汗出浴水則傷腎此內外三部之所生病者也治之察其所痛以知其應有餘不足當補則補當寫則寫毋逆天時是謂至治

六經相傳　陳修園傷寒凡例引張令韶語而刪節其文

傳經之法一日太陽二日陽明三日少陽四日太陰五日

少陰六日厥陰六經之氣以次相傳週而復始無病之人由陰而傳之陽始於厥陰終於太陽運行不息不見於形有病則由陽而傳於陰故始於太陽終於厥陰一逆則病再逆則甚三逆而死矣所以傷寒不過三傳即爲不治病而不傳者則勢漸緩久當愈若太陽病不解或傳於陰則不拘時日無分次第如傳於陽明則見陽明症傳於少陽當見少陽症傳於三陰則見三陰症若証不見者爲不傳也正氣相傳自有定期邪之相傳不拘日數言三陽三陰者手足之三陽三陰俱在其中矣有云傷寒傳足不傳手者乃不讀書之謬也

六氣主病 木火土金水五運也 風熱濕火燥寒六氣也

素問至真要大論七十四

厥陰之上風氣主之諸風眩棹皆屬肝木諸暴强直支痛緛戾裏急筋縮皆屬於風厥陰風木乃肝膽之氣也

太陽之上寒氣主之諸寒收引皆屬腎水諸病上之所出水液澄澈清冷癥瘕㿗疝堅痞腹滿急痛下痢清白吐利腥穢屈伸不便厥逆禁固皆屬於寒太陽乃腎與膀胱之氣也

諸濕腫滿皆屬脾土諸痙强直積飲痞膈中滿吐下霍亂體重胕腫按之不起皆屬於濕太陰濕土乃脾胃之氣也

諸病喘嘔吐酸暴注（卒然下利）下迫轉筋小便渾濁腹脹堅硬如鼓疱疽瘍疹瘤氣結核瞀冒腫滿鼻塞鼽衄血溢血泄淋閉身熱寒慄驚惑悲笑譫妄血汗皆屬於熱乃心與小腸之氣也

諸氣膹鬱（滿悶也）病痿（手足無力）皆屬肺金諸濇枯涸（皮毛不榮）乾勁皴（音逡）揭（乾硬開裂）皆屬於燥陽明之燥乃挾肺與大腸之氣也

諸痛痒瘡皆屬心大諸熱瞀瘛暴瘖冒昧（昏憒也）躁擾嚏嘔瘡瘍喉痺耳鳴及聾梗湧嗌食不下目昧不明暴注暴病暴死皆屬於火少陽之相火乃心包絡三焦之氣也

傷寒（凡病自外來者皆稱傷寒） 採壽世保元傷寒門

傷寒之病本無定體爲外感之大總要也其病皆因人之起居飲食失於調護遇四時不正之氣則易於浸淫治之失宜則生死在反掌之間卽使苟延必成痼疾故曰風寒失表便爲內傷（在表失治邪反入裏）夫傷寒症見發熱惡寒腹痛脊强頭項强痛脉浮則知病在太陽經也身熱目痛鼻乾不得眠則知病在陽明經也若潮熱自汗譫語發渴不惡寒反惡熱揭去衣被揚手擲足或發黃狂亂胃家實燥氣盛中脘硬大便難則知病在陽明胃家實也脇痛耳聾口苦咽乾

目眩往來寒熱而嘔則知病在少陽經也腹滿咽乾而吐食不下自利益甚時腹有痛若下之必胸下結鞕則知病在太陰經也煩滿囊縮兩脇作痛善掣節消渴氣上撞心心中疼熱飢而不欲食食則吐蚘下之利不止則知病在厥陰經也引衣踡臥脈微欲寐惡寒支冷舌乾口燥則知病在少陰經也

兩感於寒者一日兩經相傳臟腑俱病也頭痛口乾脈沈而大欲寐脊强則知太陽少陰合病也目痛鼻乾腹滿自利脈息沈長則知陽明太陰合病也耳聾脇痛口苦囊縮

則知少陽厥陰合病也傷寒傳變無常當察外審內及老少強弱久病新病奇病暴病婦人胎產室女行經爲標爲本活法治療先病爲本後病爲標先治其急中病則止汗吐下升降之法誤治則逆矣

心不可病　採靈樞邪客篇七十一

手少陰心脈也心者五藏六府之大主也精神之舍也其藏堅固邪弗能容也容之則心傷心傷則神去神去則死矣故諸邪之在於心者皆在於心之包絡包絡者心主之脈也故獨無輸焉

太陰陽明病 素太陰陽明論二十九

脾病而四支不用也夫四支皆禀氣於胃而不得至經必因於脾乃得禀也今脾病不能爲胃行其津液四支不得水穀之氣氣日以衰脈道不利筋骨肌肉皆無氣以生故不用焉脾與胃以膜相連而能爲之行其津液耳足太陰者三陰也其脈貫胃屬脾絡嗌故太陰爲之行氣於三陰陽明者表也五藏六府之海也亦爲之行氣於三陽藏府各因其經而受氣於陽明故爲胃行其津液四支不得禀水穀氣日以益衰陰道不利筋骨肌肉無氣以生乃不用

採素問脈解論四十九

焉五藏合五行各王七十二日以終一歲之日矣（週而復始）脾者土也主中央寄王於四時之末各十八日故脾不得獨主於時也

陽明惡人木與火　陽明脈解論三十　採素問

陽明者胃脈也胃者土也足陽明脈病則土惡木聞木音則惕然而驚鐘鼓不爲動陽明主肌肉血氣盛邪客之則熱熱甚則惡火陽明厥（逆也）則喘而惋惋（內鬱不舒也）則惡人欲獨閉戶牖而處者乃陰陽相搏陽盡陰盛也

五藏熱病　採素問刺熱論第三十二

肝熱者小便先黃腹痛多卧身熱熱爭則狂言及驚脇滿痛手足躁不得安卧庚辛甚不得大汗氣逆則庚辛死刺足厥陰肝膽所循之脈其氣逆則頭痛員員急象脈引衝頭也

心熱病者不樂數日乃熱熱爭則卒心痛煩悶善嘔頭痛面赤無汗壬癸甚丙丁大汗氣逆則壬癸死刺手少陰太陽心與小腸所循之脈

脾熱病者先頭重頰痛煩心顏青欲嘔身熱熱爭則腰痛不可用俛仰腹滿泄兩頷痛甲乙甚戊己大汗氣逆則甲

[illegible]者
[illegible]提另行

乙死刺太陰陽明脾胃所循之脈肺熱病者先淅然厥起毫毛惡風寒舌上黃身熱熱爭則喘欬痛走胸膺背不得太息頭痛不堪汗出而寒丙丁甚庚辛大汗氣逆則丙丁死刺手太陰陽明肺與大腸之絡脈出血如大豆立已

腎熱病者先腰痛骱（音行脊旁大骨也）痠苦渴數飲身熱熱爭則項痛而強骱寒足下熱不欲言其逆則頭痛員員澹澹然（欲定不定）戊已甚壬癸大汗氣逆則戊已死刺足少陰太陽腎與膀胱所循之脈諸所謂大汗者至其氣王之日爲所勝而汗出者也

肝熱病者左頰先赤

心熱病者顔先赤

脾熱病者鼻先赤

肺熱病者右頰先赤

腎熱病者頤先赤病雖未發見赤色者刺之名曰治未病

熱病所遺 採素問熱論第三十一

熱病已愈時有所遺者邪氣雖衰尚未盡肅如遺之在人也熱甚而強食之故有所遺也若此者皆病已衰而熱有所存因其穀食相搏兩熱相合故有所遺也視其虛實調其逆從可使必已矣病熱

少愈食肉則復多食則遺此所禁也

偏枯痱　採靈樞熱病篇二十三

偏枯者身偏不用而痛言不變志不亂病在分腠之間益其不足損其有餘乃可復也痱之爲病也身無痛者四肢不收智亂不甚其言微知可治甚則不能言不可治也病先起于陽後入于陰者先取治也其陽後取其陰二者之病皆生于厥陰陽明少陰之經也

風論　採素問風論篇四十二

風氣存于皮膚之間內不得通外不得泄風者善行而數

變腠理開則洒然寒閉則熱而悶其寒也則衰食飲其熱也則消肌肉故使人怢（音突忽也）慄（寒也）而不能食名曰寒熱

風氣入胃循陽明之脉而上至目內眥其人肥則風氣不得外泄則爲熱中而目黃人瘦則外泄而寒則爲寒中而泣出

風氣與太陽俱入行諸脉俞散於分肉之間與衛氣相干其道不利故死肌肉憤䐜（肉腫）而有瘍衛氣有所凝而不行故其肉有不仁也

癘風者有營氣熱胕（肺胕心膂也）其氣不淸（風入脈中與榮氣合則血爲之變）故使鼻柱

壞而色敗皮膚瘍潰風寒客于脉而不去名曰癘風即癩也或名曰寒熱今之所謂麻風也

春甲乙傷于風者爲肝風夏丙丁傷于風者爲心風季夏戊己傷于邪者爲脾風秋庚辛中于邪者爲肺風冬壬癸中于邪者爲腎風

風中五藏六府之俞亦爲藏府之風各入其門戶所中則爲偏風

風氣循風府而上則爲腦風風入係頭則爲目風眼寒

飲酒中風則爲漏風

入房汗出中風則爲内風又曰勞風

新沐中風則爲首風

久風入中則爲腸風飧泄外在腠理則爲泄風汗外泄也故風者百病之長也至其變化乃生他病也無常方然致有風氣也

肺風之狀色皏烹上聲淺白也然白時欬短氣晝日則差暮則甚診在眉上其色白

心風之狀多汗惡風善悲色微蒼嗌乾善怒時憎女子診在目下其色青

脾風之狀多汗惡風身體怠惰四支不欲動色薄微黃不嗜食診在鼻上其色蒼

腎風之狀多汗惡風面痝然浮腫脊痛不能正立其色炲(音燒赤中帶暗)隱曲不利(溺不易出)診在肌上其色黑胃風之狀頸多汗惡風食飲不下鬲塞不通腹善滿失衣則䐜脹食寒則泄診形瘦而腹大(新食竟取風為胃風)

首風之狀頭面多汗惡風當先風一日則病甚頭(復傳其經之前一日)痛不可以出內至其風日則病少愈(孫思邈云新沐浴竟取風為首風)

漏風之狀(因醉取風為漏風)或多汗常不可單衣食則汗出甚則身汗

喘息惡風衣常濡口乾善渴不能勞事

泄風之狀多汗汗出泄衣上口中乾上漬其風皮上濕也不能勞事身體盡痛則寒泄風卽內風孫思邈云新入房竟取風爲內風卽泄風也

痺論 採素問痺論篇第二十七

痺者風寒濕三氣雜至合而爲痺也其風氣勝者爲行痺寒氣勝者爲痛痺濕氣勝者爲著痺痲木不仁也以冬遇此者爲骨痺骨痺不已復感於邪內舍于腎以春遇此者爲筋痺筋痺不已復感於邪內舍於肝以夏遇此者爲脉痺脉痺不已復感於邪內舍於心以至陰四季之末遇此者爲肌痺肌痺

風寒濕三氣見靈樞周痺篇二十七

不已復感於邪內舍於脾以秋遇此者爲皮痺皮痺不已復感于邪內舍于肺所謂痺者各以其時重感于風寒濕之氣也其入藏者死其留連筋骨間者疼久其留皮膚間者易已

榮衛之氣亦令人痺榮者水穀之精氣也和調於五藏灑陳于六府乃能入于脉也故循脉上下貫五藏絡六府也衛者水穀之悍氣也其氣慓疾滑利不能入於脈也故循皮膚之中分肉之間熏於盲膜散於胸腹逆其氣則病從其氣則愈不與風寒濕氣合故不爲痺

痺之爲病或痛或不痛或不仁或寒或熱或燥或濕其病不同痛者寒氣多也有寒故痛也其不痛不仁者病久入深榮衛之行濇經絡時疎故不痛皮膚不營（氣血不常營）故爲不仁其寒者陽氣少陰氣多與病相益故寒也其熱者陽氣多陰氣少病氣勝陽乘陰故爲痺熱其多汗而濡者此其逢濕甚也陽氣少陰氣盛兩氣相感故汗出而濡也

痺在於骨則重在於脈則血凝而不流在於筋則屈而不伸在於肉則不仁在於皮則寒此五者則不痛也風痺之類逢寒則如蟲行皮中逢熱則縱

痿論 採素問痿論四十四

肺者藏之長也爲心蓋有所失忘志苦氣鬱所求不得則發肺鳴鳴喘息 肺熱蒸焦故曰五藏因肺熱葉焦發爲痿躄也肺熱則榮衛之氣濇而陰陽不和 悲哀太甚則胞絡絕悲則心系急肺葉舉榮衛之氣不散熱氣在中陽氣內鼓 胞絡絕則陽氣內動發則下崩數溲血也故本病曰古醫書篇名 大經空虛發爲肌痺傳爲脈痿肺爲百脈之宗故痿病責於肺 思想無窮所願不得意淫於外以外事纏心 入房太甚宗筋弛縱發爲筋痿乃爲白淫白濁下溲心望切不能下交於腎 故下經曰下經古書曰 筋痿者生於肝使內也肝主筋乙癸同源故能使之內傷而痿也

有漸於濕（人居濕處漸漸內浸）以水爲事若有所留居處相（近也）濕肌肉濡漬痺而不仁發爲肉痿故下經曰肉痿得之濕地

有所遠行勞倦逢大熱而渴渴則陽氣內伐內伐則熱舍於腎腎者水藏也今水不勝火則骨枯而髓虛故足不任身發爲骨痿故下經曰骨痿者生於大熱也論言治痿獨取陽明陽明者五藏六府之海主潤宗筋宗筋主束骨而利機關也衝脉者經脈之海也主滲灌谿谷（肉之大會爲谿小會爲谷）與陽明合於宗筋陰陽揔宗筋之會會於氣街（氣街在陰毛兩旁動脈處宗筋會於橫骨之中從上而下帶脈起於季脇宗筋之會者陽明輔其外衝脈居其中督脈起於關元上下循腹皆相連絡也）而陽明爲之長皆屬於帶脈而絡於督

脈故陽明虛則宗筋縱帶脈不引故足痿不用也治之各補其滎而通其俞調其虛實和其逆順則病可已矣

厥論 採素問厥論四十五

前陰者宗筋之所聚太陽陽明之所合也寒厥者春夏則陽氣多而陰氣少冬則陰氣盛而陽氣衰此人者質壯以秋冬奪其所用（秋冬收存反奪其精氣）下氣上爭不能復精氣溢下邪氣因從之而上也氣因於中（邪氣內存）陽氣衰不能滲營其經絡陽氣日損陰氣獨在故手足爲之寒也熱厥者酒入於胃則絡脈滿而經脉虛脾主爲胃行其津液者也陰氣虛則陽

氣入陽氣入則胃不和胃不和則精氣竭精氣竭則不營其四支也此人必數醉若飽以入房氣聚於脾中不得散酒氣與穀氣相薄熱盛於中故熱偏於身內熱而溺赤也夫酒氣盛而慓悍腎氣有衰陽氣獨勝故手足爲熱也

陰氣甚於上則下虛下虛則腹脹滿陽氣盛於上則下氣重上而邪氣逆逆則陽氣亂陽氣亂則不知人也故厥有令人腹滿或令人暴不知或至半日遠至一日乃知人也

華醫病理學 三帙

揭出篇名呈

許半龍書

華醫病理學三帙

目錄

三帙

、血絡論
、陰陽淸濁
、六氣標本
、上下隔
、憂恚無言
、呵欠

噦氣
唏氣
噫氣
發噎
振寒
嚲
泣涕
太息
流涎

、耳鳴

、齧舌

、諸痛

、水腫

、水脹膚脹鼓脹腸覃石瘕

、氣脹

、五藏六府脹形

、大惑

、善忘

善飢不嗜食

不得臥

目閉

多臥

脹滿

腰痛

頭時痛

眩暈

脾痺

、膽痹

、癃閉

、三消

、癲狂癇

、剛柔痓

、積聚癥瘕槃痞

、疝氣

、便秘

、赤白濁

、陽痿
、遺精
、自汗盗汗
、驚悸怔忡健忘
、蟲病狐惑
、嘔吐
、腸鳴
、斑麻疹水珠
疙瘩

、黄疸
、脚氣
、痎瘧
、傷暑
、中濕
、疫核血瘟
、泄瀉
、痢疾
、霍亂

癩風
欬嗽

華醫病理學三帙

閩侯縣陳登鎧鐵生述　男崇洪書嫣仝校訂

血絡論　靈樞卷六血絡論第三十九

黃帝曰願聞其奇邪而不在經者歧伯曰血絡是也黃帝曰刺血絡而仆者何也血出而射者何也血少黑而濁者何也血出清而半爲汁者何也發鍼而腫者何也血出若多若少而面色蒼蒼者何也發鍼而面色不變而煩悗者何也多出血而不動搖者何也願問其故歧伯曰脈氣甚而血虛者刺之則脫氣脫氣則仆血氣俱盛而陰氣多者

其血滑刺之則射陽氣蓄積久留而不寫者其血黑以濁故不能射新飲而液滲於絡而未合和於血也故血出而汁別焉其不新飲者身中有水久則爲腫陰氣積於陽其氣因於絡故刺之血未出而氣先行故腫陰陽之氣其新相得而未和合因而寫之則陰陽俱脫表裏相離故脫色而蒼蒼然刺之血出多色不變而煩悗者刺絡而虛經虛經之屬於陰者陰脫故煩悗陰陽相得而合爲痹者此爲內溢于經外注于絡如是者陰陽俱有餘雖多出血而弗能虛也黃帝曰相之柰何岐伯曰血脈者盛堅橫以赤上

下無常處小者如鍼大小如篩則而寫之萬全也故無失數矣失數而反各如其度黃帝曰鍼入而肉著者何也歧伯曰熱氣因于鍼則鍼熱熱則肉著于鍼故堅焉

陰陽清濁 靈樞卷四陰陽清濁篇第四十

黃帝曰余聞十二經脈以應十二經水者其五色各異清濁不同人之血氣若一應之奈何歧伯曰人之血氣苟能若一則天下爲一矣人身之血氣苟能如一而天下之人心亦爲一心矣惡有亂者乎黃帝曰余聞一人非問天下之衆欲聞一人身中之血氣歧伯曰夫一人者亦有亂氣天下之衆亦有亂人其合爲一耳黃帝曰願聞人氣之

清濁岐伯曰受穀者濁胃受穀者受氣者清肺受氣者清者注陰故陰氣清清則凉濁氣注陽故陽氣濁濁則熱濁而清者上出于咽清而濁者則下行清濁相干清濁之氣不分也命曰亂氣黃帝曰夫陰清而陽濁濁者有清清者有濁清濁別之奈何岐伯曰氣之大別清者上注于肺濁者下走于胃胃之清氣上出于口肺之濁氣下注于經內積于海氣海也黃帝曰諸陽皆濁何陽獨濁甚乎岐伯曰手太陽獨受陽之濁手太陰獨受陰之清其清者上走空竅其濁者下行諸經諸陰皆清足太陰獨受其濁黃帝曰治之奈何岐伯曰清者其氣滑濁者其氣濇此之常也故刺

陰者深而留之刺陽者淺而疾之淸濁相干者以數調之也

六氣標本 素問至真要大論篇第七十四

六氣標本所從不同氣有從本者有從標本者有不從標本者也少陽太陰從本少陰太陽從本從標陽明厥陰不從標本從乎中也【少陰之本火太陰之本濕本末同故從本也少陰之本熱其標陰太陽之本寒其標陽本末異故從本從標陽明之中太陰厥陰之中少陽本末不同故不從標本從乎中也從本從標從中皆以其爲化主之用也】故從本者化生於本從標本者有標本之化從中氣者以中氣爲化也【化謂氣化之元主也有病以元主氣用寒熱治之少陽之上火氣治之中見陽明厥陰之上燥氣治之中見太陰太陽之上寒氣治之中見少陰厥陰之上風氣治之中見少陽少陰之上熱氣治之中見太陽太陰之上濕氣治之中見陽明所謂本也本之下中之見也見之下氣之標也本標不同氣應異象此之謂也】

脉從而病反者脉至而從按之不鼓諸陽皆然言病熱脉數按之不動乃寒盛格陽而致之非真熱也諸陰之反者其脉至而從按之鼓甚而盛也形証是寒按之而脉氣鼓擊于手下盛者此爲熱盛拒陰而生病非寒也是故百病之起有生於本者有生於標者有生於中氣者有取本而得者有取標而得者有取中氣而得者有取標本而得者有逆取而得者有從取而得者反佐取之是爲逆取奇偶取之是爲從取寒病治以寒熱病治以熱是爲逆取從順也逆正順也若順逆也寒盛格陽治熱以熱熱盛拒陰治寒以寒之類皆時謂之逆外雖用逆中乃順也此逆乃正順也若寒格陽而治以寒熱拒寒而治以熱外則雖順中氣乃逆故方若順是逆也故曰知標與本用之不殆明知逆順正行無問此之謂也不知是者不足以言診足以亂經故大要曰粗工嘻嘻以爲可知言熱未已寒病復始同

氣異形迷診亂經此之謂也嘻嘻悅也言心意怡悅以為知道終盡也六氣之用粗之與工得其半也太陽本寒而標熱少陰本熱而標寒方之用亦如是也厥陰陽明中氣亦爾厥陰之中氣為熱陽明之中氣為濕此二氣亦反其類太陽少陰也夫一經之標本寒熱既殊言本當究其標論標合尋其本言氣不窮其標本論病不辨其陰陽雖同一氣而生且阻寒温之候故心迷正理治益亂經呼曰粗工夫標本之道要而博小而大可以言一而知百病之害言標與本易而無損察本與標氣可令調明知勝復為萬民式天之道畢矣六氣勝復天地變化尚可盡知況一人之診而云冥昧得經之要持法之宗為天下師尚卑其道萬民之式豈曰大哉新校正云按標本病傳論云有其在標而求之於標有其在本而求之於本有其在本而求之於標有其在標而求之於本故治有取標而得者有取本而得者有逆取而得者有從取而得者故知逆與從正行無問知標

本者萬舉萬當不知標本是爲妄行夫陰陽逆從標本之爲道也小而大言一而知百病之害少而多淺而博可以言一而知百也以淺而知深察近而知遠言標與本易而勿及治反爲逆治得爲從先病而後逆者治其本先寒而後生病者治其本先熱而後生病者治其本先熱而後生中滿者治其標先病而後泄者治其本先泄而後生他病者治其本必且調之乃治其他病先病而後生中滿者治其標先中滿而後煩心者治其本人有客氣有同氣小大不利治其標小大利治其本病發

而有餘本而標之先治其本後治其標病發而不足標而本之先治其標後治其本謹察間甚以意調之間者并行甚者獨行先小大不利而後生病者治其本此經論標本尤詳

上下隔 靈樞上膈篇第六十八

氣爲上隔者食飲入而還出蟲爲下膈下膈者食晬時乃出喜怒不適食飲不節寒溫不時則寒汁流於腸中流於腸中則蟲寒蟲寒則積聚守於下管則腸胃充郭衞氣不營邪氣居之人食則蟲上食蟲上食則下管虛下管虛則

邪氣勝之積聚已留留則癰成癰成則下管約其癰在管內者即而痛深在管外者則癰而痛浮癰上皮熱

憂恚無言 靈樞憂恚無言篇第六十九

人之卒然憂恚而言無音者乃寒氣客在厭音咽會厭也胃帶之上管與肺上管交通之處也則厭不能發發不能下至其開闔不致用也故無音咽喉者水穀之道也喉嚨者氣之所以上下者也會厭者音聲之戶也口扇者音聲之扇也舌者音聲之機也懸雍垂者小舌後之上肉形如半月也音聲之關也頏顙者分氣之所泄也頏顙口鼻交通之處也橫骨者喉間管頭之軟骨也神氣所使主發舌者也故人之鼻洞涕出不收者頏

頞不開分氣失也是故厭小而疾薄則發氣疾其開闔利其出氣易其厭大而厚則開闔難其氣出遲故重言也

呵欠 靈樞口問篇第二十八

衛氣晝日行於陽夜半則行於陰陰者主夜夜者臥陽者主上陰者主下故陰氣積於下陽氣未盡陽引而上陰引而下陰陽相引故數欠陽氣靜陰氣盛則目瞑陰氣盡而陽氣盛則寤矣（刺之當寫足少陰補足太陽）

噦氣 靈樞口問篇第二十八

穀入於胃胃氣上注於肺今有故寒氣與新穀氣俱還入

於胃新故相亂眞邪相攻氣并相逆出於胃故爲噦刺之當補手太陰寫足少陰

唏氣　靈樞口問篇第二十八

人之唏者此陰氣盛而陽氣虛陰氣疾而陽氣徐陰氣盛而陽氣絶故爲唏刺之當補足太陽寫足少陰

噫氣　靈樞口問篇第二十八

寒氣客於胃厥逆從下上散復出於胃故爲噫補足太陰陽明

發嚏　靈樞口問篇第二十八

陽氣和則滿於心出於鼻故爲嚏補足太陽

振寒　靈樞口問篇第二十八

寒氣客於皮膚陰氣盛陽氣虛故爲振寒寒慄（刺之補諸陽）

嚲（音妥垂下貌無力也）　靈樞口問篇第二十八

胃不實則諸脈虛諸脈虛則筋脈懈惰筋脈懈惰則行陰用（陽氣虛陰氣盛胃不實血不充）力氣不能復故爲嚲（因其所在補分肉間）（助胃運脾以長其肉）

泣涕　靈樞口問篇第二十八

心者五藏六府之主也目者宗脈之所聚也上液之道也口鼻者氣之門戶也故悲哀憂愁則心動心動則五藏六

府皆摇摇則宗脉感宗脉感則液道開液道開故泣涕出焉液者所以貫精濡空竅也故上液之道開則泣泣不止則液竭竭則精不灌精不灌則目無所見矣故命曰奪精（補天柱經挾頸）刺其穴也

太息嘆氣也　靈樞口問篇第二十八

憂思則心系急心系急則氣道約約則不利故太息以伸出之補手少陰心主所刺足少陽留之也

流涎　靈樞口問篇第二十八

飲食者皆入於胃胃中有熱則蟲動蟲動則胃緩胃緩則

廉泉開故涎下（補足少陰）刺其經也

耳鳴 靈樞口問篇第二十八

耳者宗脉之所聚也故胃中空則宗脉虛虛則下溜脉有所竭者故耳鳴（補客主人手大指爪甲上與肉交者也）刺其經也

齧舌 靈樞口問篇第二十八

厥逆走上脉氣輩至也少陰氣至則齧舌少陽氣至則齧頰陽明氣至則齧唇矣（視主病者則補之）凡此十二邪者十二經之邪氣皆奇邪之走空竅者也故邪之所在皆爲不足故

上氣不足腦爲之不滿耳爲之苦鳴頭爲之苦傾目爲之眩中氣不足溲便爲之變腸爲之苦鳴下氣不足乃爲痿厥心悗刺外踝下留之以補其氣

諸痛見素問舉痛論篇第三十九

經脉流行不止環周不休寒氣入經而稽遲泣而不行客於脉外則脉寒脉寒則縮踡縮踡則脉絀急絀急則外引小絡故卒然而痛得炅音賀熱也則痛止因重中寒則痛久矣寒氣客於經脉之中與炅氣相薄則脉滿滿則痛而不可按也寒氣稽留炅氣從上則脉充大而血氣亂故痛甚不

可按也

寒氣客於腸胃之間膜原之下血不得散小絡急引故痛按之則血氣散故按之痛止

寒氣客於挾脊之脉則深按之不能及故按之無益也

寒氣客於衛脉衛脉起於關元隨腹直上寒氣客則脉不通也脉不通則氣因之故喘動應手矣

寒氣客於背俞之脉則脉泣（滯也）脉泣則血虛血虛則痛其俞注於心故相引而痛按之則熱氣至熱氣至則痛止矣

寒氣客厥陰之脉厥陰之脉者絡陰氣繫於肝寒氣客於

脉中则血泣也凝脉急故胁肋与少腹相引痛矣

厥气客于阴股寒气上及少腹血泣在下相引故腹痛引阴股

寒气客于小肠膜原之间络血之中血泣不得注大经血气稽留不得行故宿昔而成积矣

寒气客于五藏厥逆上泄阴气竭阳气未入故卒然痛死不知人气复反则生矣

寒气客于肠胃厥逆上出故痛而呕也

寒气客于小肠小肠不得成聚故后泄腹痛矣

熱氣留於小腸腸中痛癉熱焦渴則堅乾不得出矣故痛而閉不通

水腫 素問水熱穴論篇第六十一

腎者至陰也至陰者盛水也肺者太陰也少陰者冬脉也其本在腎其末在肺皆積水也腎氣上逆則水氣客于肺中腎者胃之關也關門不利故聚水而從其類也上下溢於皮膚而爲胕腫乃聚水而生病也腎者陰也牡藏也諸水皆生於腎地氣上者屬於腎而生水液也故曰至陰勇而勞甚則腎汗出腎汗出逢於風內不得入於藏府外不得越於皮膚客於玄

府汗空也行於皮裏傳爲胕腫本之於腎名曰風水所謂玄府者汗空也汗之所出腎俞五十七穴積陰之所聚也水所從出入也故水病下爲胕腫大腹上爲喘呼不得臥者標本俱病肺爲標腎爲本故肺爲喘呼腎爲水腫肺爲逆不得臥分爲相輸俱受者水氣之所留也分其居處而相輸今俱受病者則水氣之所留也

水脹膚脹鼓脹腸覃石瘕　靈樞水脹篇第五十七

水之始起也目窠上微腫如新臥起之狀其頸脉動時欬陰股間寒足脛瘇腹乃大其水已成矣以手按其腹隨手而起如裹水之狀此其候也膚脹者寒氣客於皮膚之間

𪔣𪔣（音空如泥之滑）然不堅腹大身盡腫皮厚按其腹窅而不起腹色不變此其候也鼓脹者腹身皆大大與膚脹等也色蒼黃腹筋起者此其候也腸覃者寒氣客於腸外與衛氣相搏氣不得營因有所繫癖而內著惡氣乃起瘜肉乃生其始也大如雞卵稍以益大至其成如懷子之狀久者離歲按之則堅推之則移月事以時下（知其非孕也）此其候也石瘕者生胞中寒氣客於子門子門閉塞氣不得通惡血當寫不寫衃（音坏結也）以留止日以益大狀如懷月事不以時下（月事雖然不下而非妊娠也）皆生於女可導而下治之先寫其脹之血絡後調其經也

氣脹 靈樞脹論第三十五

寸口之脉大堅而濇者氣脹也夫氣之令人脹者皆在於藏府之外排藏府以郭胸脇脹皮膚故命曰脹藏府之在胸脇腹裏之内也若匣匱之藏禁器也各有次舍異名而同處一域之中其氣各異胸腹者藏府之郭也膻中者心主之宮城也胃者太倉也咽喉小腸者傳送也胃之五竅者閭里門戶也廉泉玉英者津液之道也故五藏六府各有畔界其病各形狀營氣循脉衛氣逆爲脉脹衛氣並脉循分肌肉也爲膚脹無問虛實工在疾寫其氣

五藏六府脹形 靈樞脹論第三十五

心脹者煩心短氣臥不安

肺脹者虛滿而喘咳

肝脹者脇下滿而痛引小腹

脾脹者善噦四肢煩悗體重不能勝衣臥不安

腎脹者腹滿引背央央然腰髀痛此五藏之脹也

胃脹者腹滿胃脘痛鼻聞焦臭妨於食大便難

大腸脹者腸鳴而痛濯濯冬日重感於寒則飧泄不化

小腸脹者少腹䐜脹引腰而痛

膀胱脹者小腹滿而氣癃

三焦脹者氣滿於皮膚中輕輕然而不堅

膽脹者脇下痛脹口中苦善太息此六府之脹也凡此諸脹者其道在一明知逆順補虛寫實神歸其室久塞其空謂之良工

大惑　靈樞大惑論第八十

五藏六府之精氣皆上注於目而爲之精（眼精明也）精之窠爲眼骨之精爲瞳子筋之精爲黑眼血之精爲絡其窠氣之精爲白眼肌肉之精爲約束裹擷筋骨血氣之精而與脉并

爲系上屬於腦後出於項中故邪中於項因逢其身之虛其入深則隨眼系系者西醫之所謂神經也以入於腦入於腦則腦轉腦轉則引目系急目系急則目眩以轉矣邪其精其精所中不相比也比連也則精散精散則視歧視歧見兩物目者五藏六府之精也營衛魂魄之所常營也神氣之所生也故神勞則魂魄散志意亂是故瞳子黑眼法於陰白眼赤脉法於陽也故陰陽合傳而精明也目者心使也心者神之舍也故神精亂而不轉卒然見非常處精神魂魄散不相得故曰惑也人於是處有所惑每去之則復爲心有所喜神有

所惡卒然相惑則精氣亂視歧故惑惑神移乃復身移他處其惑乃息

善忘 靈樞大惑論第八十

上氣不足下氣有餘腸胃實而心肺虚虚則營衛留於下久之不以時上故善忘也

善飢不嗜食 靈樞大惑論第八十

精氣并於脾熱氣留於胃胃熱則消穀穀消故善飢胃氣逆上則胃脘寒故不嗜食也

不得臥 靈樞邪客篇第七十一並見大惑論

衛氣不得入於陰常留於陽留於陽則陽氣滿陽氣滿則

陽蹻盛不得入於陰則陰氣虛故目不瞑矣

目閉　靈樞大惑論第八十

衛氣留於陰不得行於陽留於陰則陰氣盛陰氣盛則陰蹻滿不得入於陽則陽虛故目閉也

多臥　靈樞大惑論第八十

人之腸胃大而皮膚濕而分肉不解分肉緊濇其行遲氣之行不流利夫衛氣者晝日行於陽夜行於陰故陽氣盡則臥陰氣盡則寤故腸胃大則衛氣行留皮膚濕分肉不解則行遲留於陰也久其氣不清則欲瞑多臥矣其腸胃小皮膚滑以緩分

肉解利衛氣之留於陽也久故少瞑焉其卒然多臥者邪氣留於上焦上焦閉而不通已食若飲湯衛氣留久於陰而不行故卒然多卧焉人之不得偃臥者肺氣盛則脉大大則不得偃臥矣偃仰也

脹滿 素問腹中論篇第四十

病心腹滿者旦食則不能暮名爲鼓脹若已而復發者此飲食不節病氣復聚於腹也

病胸脇支滿者妨於食病至則先聞腥臊臭出清液先唾血四支淸目眩時時前後血病名血枯此得年少時有所

大脫血若醉入房中氣渴肝傷故月事衰少不來也

腰痛 素問刺腰痛篇第四十一

足太陽脉之令人腰痛引項脊尻背如重狀

足少陽脉之令人腰痛如鍼刺其皮中循循然不可以俛仰不可以顧

足陽明脈之令人腰痛不可顧顧則如有所見者善悲陽虛也

足少陰脉之令人腰痛痛引脊內廉

足厥陰脉之令人腰痛腰如張弓弩弦其病令人善言默默然不慧

解脉（足太陽散行之別脉也）令人腰痛痛引肩目䀮䀮然（音荒琉䀮目不明也）時遺溲又痛如引帶常如折腰狀善恐

同陰之脉令人腰痛（同陰之脉乃足少陽之別絡也）痛如小錘居其中怫然腫

陽維之脈（太陽之所生奇經八脉者此其一也）令人腰痛痛上怫然腫

衡絡之脈（衡橫也謂太陽之外也）令人腰痛不可以俛仰仰則恐仆得之舉重傷腰衡絡絶（斷離也）惡血歸之（血滯而不行停而為惡血）

會陰之脈（足太陽之中經也其脉循腰下會于後陰故曰會陰）令人腰痛痛上漯漯（音壘水聚貌）然汗出汗乾令人欲飮飮已欲走

飛陽之脈（是陰維之脉也足少陰之脉前則陰維之脉也）令人腰痛痛上拂拂然（逆也不安貌）甚則悲以恐

昌陽之脈陰蹻脈也足少陰之別也令人腰痛痛引膺目䀮䀮然甚則反折舌卷不能言

散脈足太陰之別散行而上也其脈循股內入腹中與少陰少陽結于腰髁下骨空中令人腰痛腰痛而熱熱甚生煩腰下如有橫木居其中甚則遺溲

肉里之脈少陽所生則陽維之脈氣所發也令人腰痛不可以欬欬則筋縮急

頭時痛 素問奇病論篇第四十七

頭痛以數歲不已者當有所犯大寒內至骨髓髓者以腦爲主髓海也故令頭痛齒亦痛名曰厥逆與痰氣熱邪血虛之頭痛不同有病巔疾者頭暈之類得之母胎其母有所大驚氣上

諸風眩掉皆屬於肝見内經至真要大論篇

而不下精氣并居故令子發爲巔疾也病名爲胎病

眩暈 壽世保元戊集卷五眩暈篇

諸風眩掉皆屬於肝腎根不固則頭重高搖濕注於脾痰氣上壅頭目昏暈吐衄崩漏亡血過多則爲血暈（虛而致暈也） 產後停痰穢氣衝則爲昏暈其病發則目暗頭旋如在舟車心煩氣促甚則嘔吐若少陰病下利止時時自汗而頭眩者此虛極而脫也

脾癉（熱也消也） 見素問奇病論第四十七

人之口甘者脾熱五藏之氣上溢也名曰脾癉夫五味入

口存於胃脾爲之行其精氣津液在脾故令人口甘也乃肥美之所發也其人必數食甘美而多肥也肥者令人內熱甘者令人中滿故其氣上溢轉爲消渴治之以蘭除其陳氣也

膽癉 見素問奇病論篇第四十七

有病口苦者此膽熱不得輸津於脾而氣上溢也夫肝者中之將也取决於膽咽爲之使其人數謀慮不决故膽氣上溢口爲苦

癃閉 見素問奇病論篇第四十七

癃者一日數十溲是陰氣不足於內身熱如炭頸膺如相

格拒結喉兩旁人迎之脈動躁盛喘息氣逆是陽氣太盛於外手太陰之脈當洪大而數若反微細如髮者此不足也病在手太陰其盛在胃頗在肺病名曰厥死不治

三消 採素問氣厥篇第三十七

三消者上中下三焦之氣消耗也心移熱於肺傳爲鬲消心移寒於肺肺消肺消者飲一溲二死不治胃中熱則消穀令人懸心善飢上消者肺氣焦滿水源已竭咽燥煩渴引飲不休肺火熾盛陰液消亡中消者胃熱熾燥食入即腐易於消爍津液日竭下消者腎陰虧於下浮火炎於上

心移熱以下見素問氣厥篇第三十七

口渴小便頻數且利多膏脂味酸色濁股腿枯瘦精氣日消

癲狂癇　靈樞癲狂篇第二十二

目眥外決於面者爲銳眥在內近鼻者爲內眥上爲外眥下爲內眥癲疾始生先不樂頭重痛視舉目赤甚作極已而煩心或引口啼呼喘悸或先反僵因而脊痛治癲疾者常與之居察其所當取之處（刺其經也）病至視之有過者寫之骨癲疾者顑（音坎黃也）齒諸腧分肉皆滿而骨居汗出煩悗嘔多沃沫氣下泄不治筋癲疾者身倦攣急嘔多沃沫氣下泄不

註脉搏大滑見素問通評虛實論篇第二十八

要者諸陽之本以

治脈癲疾者暴仆四支之脈皆脹而縱嘔多沃沫氣下泄不治癲疾者病發如狂者死不治脈搏大滑久自己小急堅死不治脈虛可治實則死

狂之始發少臥不飢自高賢也自辯智也自尊貴也善罵詈日夜不休狂言驚喜笑好歌樂妄行不著皆得之大恐憂飢得狂先自悲喜苦怒善恐大喜得狂多食善見鬼神笑而不發於外

狂者目妄見耳妄聞善呼者少氣之所生也

狂者五邪所亂邪入於陽則狂血並於陰氣并於陽則爲驚狂諸躁狂越皆屬於火四肢者諸陽之本陽盛則四肢

下見素問陽明脉解篇第三十

素問奇病論篇第四十七岐伯曰病名為胎病此得之在母腹中時其母有所大驚故令子發為巔疾也

實實則能登高熱盛於身故棄衣而走也陽盛則妄言罵詈而不欲飲食也其病由七情而得者多或因病經誤治而致癲者大抵狂動而癲靜

風巔（諸風眩掉皆于肝內風動則頭巔搖）俗名羊眩由氣血虛邪入於陰經其發則仆地吐涎呻吟不醒緣母腹中有所大驚及跌仆腦氣虛懸得之胎元者

癇者有內風煽動而發者有邪氣傷肝挾痰而發者發則牙緊眼倒筋惕神迷身無熱者不治自己身熱口先渴而後發者飲入則嘔不治

痰氣犯心包則癲狂不止得之憂驚膽涎沃心神不守舍亦發爲癎半時痰定火平則復

剛柔痓　參摘六科準繩證治痓篇

剛痓者熱傷榮血筋脈暴縮風入經絡肢節拘攣風熱合而爲病也其症頭痛項强手足搐搦甚則角弓反張發熱無汗

柔痓者熱邪爲濕所留榮血虛不能與衞氣和調風難疎泄其症身體重著肢節拘攣有汗而熱不退病皆起於驟然

積之始生下見靈樞百病始生篇第六十六

積聚癥瘕槃痞 靈樞百病始生篇第六十六

積之始生得寒乃生厥（逆也）乃成積也厥氣生足悗悗脛寒寒則血氣凝濇血氣凝濇則寒氣入於腸胃入于腸胃則䐜脹䐜脹則腸外之汁沫迫聚而不散日以成積卒然多飲食則腸滿起居不節用力過度則絡脈傷絡傷則血外溢血外溢則衄血陰絡傷則血內溢血內溢則後血（便血也）腸胃之絡傷則血溢于腸外有寒汁沫與血相搏則幷合凝聚不得散而積成矣卒然外中于寒若內傷于憂怒則氣上逆氣上逆則六輸不通（六府之輸不通）溫氣不行（爲寒氣所凝）凝血蘊裹

血寒則凝而不化而不散津液濇滲著而不去而積成矣大積大聚不可犯也衰其大半而止攻之中病則止恐元氣消滅也過則死

五藏之積各有其名肝之積名曰肥氣在左脇下如覆杯似有頭足心之積名曰伏梁起臍上大如臂上至心下脾之積名曰痞氣在胃脘腹大如盤肺之積名曰息賁在右脇下覆大如杯腎之積名曰賁豚發于少腹上至心下若豚狀或上或下無時奔豚病從少腹起上衝咽喉作則欲死復還止皆驚恐得之

積者藏之爲病終不移陰氣沈而伏也聚者腑之爲病發

作有時展轉痛移陽氣浮而動也

磬音馨血氣凝結也氣者脇下痛按之則愈復發爲磬氣癥瘕者皆由寒溫不調飲食不化與藏氣相搏而結也其病不動按之有形爲癥游走推移按之不見爲瘕

痞者停寒怫鬱及病因誤下皆能成也結于心下時痛噎食瘦人繞臍痛必有風冷穀氣不行而反下之其氣必衝不衝則心下必結爲痞

疝氣 參摘六科準繩證治卷六疝篇

疝者睾丸腫而墮足厥陰之經環陰器抵少腹邪客厥陰

三陽為病發寒熱見素問陰陽別論篇

肝所生病見靈樞經脉篇

任脉為病男子内結七疝見素問骨空論篇

之絡則暴疝卒痛足陽明筋病爲㿉疝三陽爲病寒熱痿厥其傳爲癩疝面黃脉大而虛有積氣在腹中厥氣名曰厥疝狐疝者晝靜夜劇是主肝所生病也任脈爲病男子內結七疝女子瘕聚腎肝同位乙癸同源而足厥陰佐任脈之生化因肝腎之氣並逆所以任之陰氣爲疝也

便秘 參摘六科準繩證治卷六大便不通潔古方篇

大便塞其病不一有實秘虛秘風秘冷秘氣秘熱秘之分實秘者胃家實小便赤反能食虛秘者胃虛不能食小便清利老人津液燥婦女產後亡血及多汗利小便病後血

氣未復皆能致秘腎開竅于二陰腎陰虛則便難風秘者由風搏肺傳于大腸故消導難人有風病亦多秘塞冷秘者冷氣橫于腸胃凝陰固結津液不通胃氣不降身中喜惡冷氣秘者氣不升降穀入于胃不能下行其人多噫或氣滯腹痛大便秘塞熱秘面赤身熱腸胃脹悶時得冷或口舌生瘡乃大腸結熱也

赤白濁　白濁內經之所謂白淫也

尿出溺竅濁出精竅赤濁者思慮勞神小腸與心火所迫也白濁者因癡想不遂嗜慾無窮腎虛得之有嗜酒腎與

膀胱濕熱鬱積者有暑熱內廹心經傳于小腸者有痰濕注于中宮者有厥陰鬱熱者有因淋病過服利藥者大抵屬火者十有八九屬寒者十有一二三

陽痿 參摘六科準繩證治卷六傷損四篇

色慾過度肝血不榮腎精散而陽氣微因而致痿病傷厥陰小便短赤陽事不起爲肝主筋肝病則筋脈失强熱氣鬱也冷氣下臨小便淸利陰氣衰而不舉者則屬于寒憂慮傷心上下不交則氣消陽爲之痿濕痰下注精氣凝而陽不堅

遺精

叅摘六科準繩證治卷六遺精篇及戴氏云

精主于心生于脾藏于腎少壯婚娶逾時强制情慾精溢而洩勿藥自愈憂愁太甚心血有虧不能下交于腎則爲遺精有所愛慕慾火内動而相火隨之則夢遺精肝之筋連於陰器熱則擾夢而遺勞神思慮脾氣受傷變化失常精氣不足精滑而遺房勞過度下元不守腎虛則夜多夢遺或無夢而遺男女相交精流不止恣情縱慾致腎關開而不闔乃眞陰下脫元陽耗散殊爲危候

自汗盜汗

叅摘六科準繩卷五自汗盜汗篇

汗者衛氣之所司也陽氣不足腠理開而汗出汗爲心液血熱則汗自出腎陰不足則玄府空致肢厥自汗氣短但頭汗乃陽明濕熱上蒸非少陰也喘而汗出則屬肺腎兩虛盜汗者睡則汗出醒則汗收屬于陰虛榮血之所生也

驚悸怔忡健忘　採壽世保元卷五健忘驚悸怔忡篇

驚悸者心驚而懸神不得安怔忡者心無所主心脈時時動惕如人所捕夜不成寐皆心與肝血虛所致憂愁太甚心亦動悸痰涎上壅及水飲淩心皆能令悸非盡火逆也陽明燥熱聞木聲則驚腎精不足水不濟火心爲之驚健

蚘者之爲病以下皆引金匱第八卷第十九篇

忘者遇事善妄雖强記未幾卽昧乃髓海不盈腦力漸減爲思慮傷脾及色慾不節腎氣挾虛故智慧不靈意志失存

蟲病狐惑

蟲病參摘靈樞厥病篇第二十四
狐惑採金匱卷二狐惑病證治第三

腸中有蟲瘕及蛟蚘心腸痛腫聚往來上下行痛有休止腹熱喜渴涎出者是蛟蚘也蚘蟲之爲病令人吐涎發作有時蚘厥者當吐蚘令病者靜而復時煩此爲藏寒蚘上入膈故煩須臾復止得食而嘔又煩者蚘聞食臭出其人當自吐蚘

身内之蟲有九種以下採蘭臺軌範卷六蟲蠱篇病源

狐惑之爲病狀如傷寒默默欲眠目不得閉臥起不安蝕於陰爲狐不欲飲食惡聞食臭其面目乍黑乍白此皆傷寒餘毒之所結濕熱合聚而生蟲也

身内之蟲有九種一曰伏虫長四分二曰蚘虫長一寸（同身寸）三曰白蟲長一寸四曰肉虫狀如爛杏五曰肺虫狀如蠶六曰胃蟲狀如蝦蟆七曰弱蟲狀如瓜瓣八曰赤虫狀如肉九曰蟯虫至細微狀如菜虫伏虫羣虫之主也蚘貫心則殺人白虫相生子孫轉大長至四五尺亦能殺人肉蟲令人煩悶而滿肺蟲令人咳嗽胃蟲令人嘔逆吐喜噦又

名膈蟲令人多唾赤蟲令人腸鳴蟯蟲洞腸多則痔極則爲癩因人瘡處以生諸癰疽癬瘻瘑疥齲虫無所不爲人亦不必盡有亦不必盡多或偏無者此諸虫依腸胃之間若藏府氣實則不爲害虛則能侵蝕其蟲之動而能成諸患也

嘔吐　摘靈樞根結篇第五

喜怒不適飲食不節寒溫不時陰陽不和寒氣塡于胸中故氣噎不通令人嘔吐太陰爲開厥陰爲闔少陰爲樞故開折則倉廩無輸膈洞膈洞者取之太陰視有餘不足氣

靈樞四時氣篇第十九

足太陰病下採靈樞經脉篇第十

嘔逆有癰膿下見金匱嘔吐噦篇第十七

爲上膈者食飲入而還出下膈者食晬時乃出

善嘔嘔有苦長太息心中憺憺（音餤動也）然恐人將捕之邪在膽逆在胃膽液泄則口苦胃氣逆則嘔苦足太陰病舌本強食則嘔胃脘痛腹脹善噫足厥陰所生病者胸滿嘔逆嘔逆有癰膿不可治嘔膿盡自愈先嘔却渴者此爲欲解先渴却嘔者爲水停心下此屬飲家本渴今反不渴者以心下有支飲也病人脉數數爲熱當消穀引食而反嘔者以發其汗令陽微膈氣虛脉乃數數爲客熱不能消穀胃中虛也趺陽脈浮而濇浮則爲虛虛則傷脾脾傷則不磨朝

脾虛則腹滿腸鳴飧泄食不化見靈樞藏氣法時論第二十二

食暮吐暮食朝吐宿穀不化名曰胃反脈緊而濇其病難治嘔而脈弱小便復利身有微熱見厥者難治妊娠嘔吐胎氣犯脾不在此例

腸鳴 摘於科準繩證治卷六腸鳴篇 靈樞口問篇第二十八

脾虛則腹滿腸鳴餐泄食不化中氣不足腸爲之苦鳴邪在大腸腸中雷鳴氣上衝胸土鬱之發腸鳴而爲數後是也熱淫所勝病腹中腸鳴氣上衝肺移寒於腎爲涌水涌水者按腹不堅水氣客於大腸疾行則鳴濯濯如囊裹水漿者也

斑痲疹水珠

摘壽世保元卷四斑疹篇並參實驗並採吳醫彙講論白痦篇

胃爲水穀之海而主肌肉邪氣客胃毒入血絡則發爲斑隱於皮中色斑斑如錦紋者赤紅爲熱紫而色亮者爲熱極其症遍身束痛不安發熱心煩甚則譫語不寐若色紫暗煩渴嘔吐則胃爛而內陷耳大便結者爲火見濇滑者必挾濕矣

肺爲百脈之宗而主皮膚脾乃統血而主四肢風熱傷肺濕氣在脾兩脚無力上發咳嗽疹出於皮膚之外或吐或利必先發熱其色淡紅形如蚊刺隨出隨沒面有微浮出

當透足遍身作痒乃邪欲外達也

又有一種之胗（音軫癮胗皮外小起也癮音隱與癮同）乃先天（胎蘊之毒）之氣人生當發痘一次發胗一次由人之強弱論發之遲早有初生而發者有老年而發者年少出者皮膚解利氣血和調即無所苦其症必先發熱三日咳逆鼻涕下利而後出乃脾腎之邪而達於肺也三日透發週身遍出紅點成朶再越三日面退至足勿藥而安老年皮膚緻密氣血凝濇其發最險

麻者色白中帶黃形如芝蔴水珠者色白如珠形小如黍皮薄而亮皆係風濕傷於脾肺之絡也

疙瘩如風疹之類也

酒客多濕皮膚浸淫遇風則疙瘩外發奇痒喜搔紅腫焮熱結朶成塊病在肺脾營衛不調邪居腠理

黃疸（摘六科準繩證治卷五黃疸篇並參金匱第七卷黃疸證治篇）

面目發黃小溲赤澀安靜嗜臥者黃疸也脾有濕積故倦怠嗜臥胃有積熱故發黃溺赤濕鬱內生熱邪外感治之有開鬼門潔淨府之法鬼門者發其腠理使熱邪從肌表出也潔淨府者瀉其膀胱使濕邪由小便出也維陽明蘊熱汗之反刼其陰當詳察之症有陰黃陽黃穀癉酒癉女

勞癉之不同陽黃者面目黃如巵口燥而渴小便短赤胃火熾濕熱蒸大便澀也陰黃面目色淡身冷不渴小便微黃而利大便微溏四肢無力肝脾血虛也穀癉者脾胃不和食穀則眩穀氣不消胃中濁氣下流小便不通寒熱入於膀胱身體盡黃酒癉者平日嗜飲濕鬱成熱其氣薰蒸面目與身皆黃甚則黯黑心中嘈雜口味酸辣小便赤澀女勞癉者膀胱急小腹滿身盡黃額上黑足下熱大便黑而時溏此因血瘀不行積於膀胱少腹也

脚氣 採六科準繩雜證卷四痿痺門脚氣篇

脚氣者合痿痺而病也發於暑月土王於長夏濕氣臨之邪中於陰下先受之濕氣居地鬱而成毒遇風則發故起於足濕淫而血泣故皮膚不仁遍身掣縱兩脚微浮無力臍下麻木如痞甚則胸中築築嘔吐食阻毒氣攻心精神昏憒則難醫矣二便不通爲實泄瀉溺長脚軟無力爲虛乃風暑濕三氣合而病也兩脚不腫維見拘攣而軟痿痺不仁血虛風濕留滯弗能外泄故也

痎瘧（痎音皆老也又瘦也） 素問瘧論篇第三十五

瘧之爲病皆生於風其蓄作有時也其始發也先起於毫

毛伸欠乃作寒慄鼓頷腰脊俱痛寒去則內外皆熱頭痛如破渴欲冷飲其蓄作有時者陰陽上下交爭虛實更作陽實而陰虛陽虛則外寒陰虛則內熱陽盛則外熱陰盛則內寒由此寒熱生則虛實更作陰陽之氣相移易也陽并於陰則陰實而陽虛陽明虛則寒慄鼓頷也巨陽虛則腰背頭項痛三陽俱虛則陰氣勝陰氣勝則骨寒而痛寒生於內故中外皆寒陽盛則外熱陰虛則內熱外內皆熱則喘而渴故欲冷飲也此皆得之夏傷於暑熱氣盛存於皮膚之內腸胃之外此榮氣之所舍也令人汗空疎腠理開因得

秋氣汗出遇風及得之以浴水氣舍於皮膚之內與衛氣並居衛氣者晝日行於陽夜行於陰此氣得陽而外出得陰而內薄（音廹）內外相薄是以日作

瘧之間日而作者其氣之舍深內薄於陰陽氣獨發陰邪內著陰於陽爭不得出由邪氣內薄於五藏橫連於募原其道遠其氣深其行遲不能與衛氣俱行不得皆出是以間日而作也

瘧之作日晏與其日早者乃邪氣客於風府循膂而下（脊之兩傍）衛氣一日一夜大會於風府其明日日下一節二十五日

下至骶骨二十六日入於脊內注於伏膂之脉謂膂筋之間膂脉之伏行者也其氣上行九日出於缺盆之中其氣日高故作日益早也衛氣日下一節其氣之發也有不當風府而日作者此邪氣客於頭項循膂而下者也故虛實不同邪中異所則不得當其風府也故邪中於頭項者氣至頭項而病中於背者氣至背而病中於腰脊者氣至腰脊而病中於手足者氣至手足而痛衛氣之所在與邪氣相合則病作故風無常府衛氣之所發必開其腠理邪氣之所合則其府也邪居之處也風之與瘧也相似同類而風獨常在瘧得有時而休也爲

瘧

風氣留其處故常在瘧氣隨經絡沈以內薄故衛氣應而病乃作

瘧之先寒而後熱者夏傷於大暑其汗大出腠理開發因遇夏氣淒滄之水寒存於腠理皮膚之中秋傷於風則病成矣夫寒者陰氣也風者陽氣也先傷於寒而後傷於風故先寒而後熱也病以時作名曰寒瘧為風寒之瘧

瘧之先熱而後寒者此先傷於風而後傷於寒故先熱而後寒也亦以時作名曰溫瘧溫瘧者得之冬中於風也寒氣存於骨髓之中至春則陽氣大發邪氣不能自出因遇

大暑腦髓爍肌肉消腠理發泄或有所用力邪氣與汗皆出此病存於腎其氣先從内出之於外也如是者陰虛而陽盛陽盛則熱矣衰則氣復反入入則陽虛陽虛則寒矣故先熱而後寒名曰溫瘧

瘧之但熱而不寒者陰氣先絕（閉而不行）陽氣獨發則少氣煩寃手足熱而欲嘔名曰癉瘧癉瘧者肺素有熱氣盛於身厥逆上衝中氣實而不外泄因有所用力腠理開風寒舍於皮膚之內分肉之間而發發則陽氣盛陽氣盛而不衰則病矣其氣不入於陰故但熱而不寒氣內存於心而外舍

於分肉之間內有分理故謂分肉令人消爍脱肉故命曰癉瘧

夫瘧之始發也陽氣并於陰當是之時陽虛而陰盛外無氣故先寒慄也陰氣逆極則復出之陽陽與復并於外則陰虛而陽實故先熱而渴

夫瘧氣者并於陽則陽勝并於陰則陰勝陰勝則寒陽勝則熱瘧者風寒之氣不常也病極則復至病之發也如火之熱如風雨不可當也故經言曰方其盛時必毀盛時不可治因其衰也事必大昌待其衰時乃治之此之謂也

夫瘧之未發也陽未并陰陰未并陽因而調之眞氣得安

邪氣乃亡故工不能其已發爲其氣逆也從之當先其時有餘者寫之不足者補之

病在陽則熱而脈躁在陰則寒而脉靜極則陰陽俱衰衛氣相離故得休集則復病也

瘧之間日者邪氣與衛氣客於六府而有時相失不能相得故休數日乃作也瘧者陰陽更勝也或甚或不甚故或渴或不渴陽勝陰甚則渴陽勝陰不甚則不渴其應四時者其病異形反四時也故以秋病者寒甚秋氣清涼陽氣下降熱存肌肉故寒甚也以冬病者寒不甚冬氣嚴冽陽

後夏至爲病暑者素問熱論篇第三十一

氣伏存不與寒爭故寒不甚以春病者惡風春氣溫和陽氣外泄內腠開發故惡風以夏病者多汗夏氣暑熱津液充盈外泄皮膚故多汗也

傷暑

參摘壽世保元卷一中暑篇並採六科準繩卷一傷暑篇及東垣論症

暑者長夏盛熱之令也後夏至爲病暑當是之時安其常勿失其候逆其時則病矣夫長夏之時土受濕注脾胃不實皮膚鬆毛竅放汗空開邪易襲之若坐臥於陰濕風涼之處揮扇於半夜寢寐之間外浴清泉之水內飲冰冷之物則腠理閉而暑邪傷於腸胃爲寒熱口渴頭痛身疼或

腹痛下利嘔吐不食名曰傷暑日久而邪入藏則病霍亂及秋則爲瘧痢名曰伏暑日中勞役汗出過多元氣內乏暑熱射於心肺或大熱喘促口渴頭暈眼紅便泄或貪涼於深堂大厦不得泄汗熱氣不能外達卒然肢厥腹悶神迷俗呼發痧乃暑必挾濕浸淫於脾名曰中暑土王於長夏炎熱灼灼陰液內耗眞氣不藏濕土反弱勿伐胃氣

中濕　參摘壽世保元卷二中濕篇

濕之所受多因房室暗黑溝道不通居處濕地與露天夜宿飲食冷物肥甘酒麪及遠行涉水冒雨汗衣被不淨

皆能致濕傷於脾胃則生脹悶嘔吐痰飲頭眩體重發黃滲於腸間則爲泄瀉傷於皮膚則氣滯不仁或生瘡癬中於血脉則血泣痿攣中於膀胱則溺濇浮腫脚氣臍腹堅痞中於骨節則腰痛脊强脛膕拘掣遇熱則發遇寒則凝遇風則動遇火則消

風濕之爲病一身盡疼發熱身色如薰色濕家其但頭汗出背強欲得被覆舌上如胎者以丹田有熱胸中有寒渴欲得飲則口燥煩也風濕相搏一身盡疼法當微汗而解

疫核血瘟　舊稿風疫的篇並參實驗

金匱卷一
痙濕暍病
脉證第一

疫核血瘟之病殺人酷烈一家染易甚及一鄉而傳一方誠爲千古未有之奇禍古者醫書未有此名近十年前起自南洋新叻坡染及中華閩廣猶甚今日則至北境舟車所通人種繁盛日間身中涕唾汗糞尿之排泄體外與日用飲食盥洗之濁水棄於地中蘊蓄成毒並應時之濕熱霾霧之氣伏傍於山林房室諸物（霾霧者天地之濁氣排泄也）人身之虛由呼吸毛竅二便皆能受之其邪多發於春夏內經所謂年之歲運不足失時之和兩感於邪則病危（人身之虛值年之虛兩感則病危）矣年木不足外有清邪年火不足外有寒邪年土不足外有風邪

兩感於寒見素問熱論篇第三十一

年金不足外有熱邪年水不足外有濕邪是年之虛也歲氣不足外邪湊之故病危也兩感於寒其死猶速奇恒之病也異於常病毒傷血絡陰陽交爭隨其所過之經筋而結爲核（乃筋脈結）血泣不行毒反入藏所發之處在於關節大筋之處頦下項頸之旁或腋下肘內腿上魚口諸部位腫痛煩躁皮色變紅者吉不變者凶其症始先惡寒未幾即罷（邪由太陽復傳他經）繼即發熱無汗（一日之間便傳于少陰當見其燥象是兩感于寒藏府俱病即危候也若邪傷少陽一日之間即傳厥陰亦兩感于寒也餘倣此）面青目赤口渴心中懊憹欲寐不眠煩躁不安便爲兩感神昏嘔逆舌苔灰白脉來細緊或見沈伏邪入於藏肝胃敗

而腎精竭死不治若惡寒未罷身有微熱脈息浮滑邪尚在表爲不傳也可治治之當活其血而散其蘊濕之毒虛者補之實者寫之其氣多由地中而起故鼠居於房室地板之下先得其氣死而傳人貓若喫之必染而死又名之曰鼠疫

血瘟之病較烈於疫核其發甚猛惡寒即罷發熱喘汗唾血喉間漉漉痰鳴神迷欲寐肢厥脈伏太陽與少陰兩感標本俱病也死不治

泄瀉 參摘六科準繩證治卷尺其泄瀉篇

泄瀉之症雖屬於腸胃而病根不只在於腸胃肺移熱於大腸則下泄如湯肛門覺熱心移熱於小腸少腹痛溲而便膿血肝木乘土迫爲溏泄腹中微痛利則痛減寒飲內凝腹脹欲泄脾濕下注則生飧泄脹滿或食已大便窘迫腎主前後二陰腎氣虛則下墮泄瀉外感風寒由毛竅入於腸間水穀不能化液腹中雷鳴下利或切痛而利爲肺主皮毛與大腸相表裏也內傷食積不思飲食腹滿滑利病在腸胃虛勞之病泄瀉見有裡急乃氣虛弗能推送非熱象也下利清穀則屬虛寒溏滑色赤則屬於火五更便

腎脉小博沈爲腸澼下血素問大奇論篇第四十八腎移熱於脾內經氣厥論篇

泄責在脾腎兩虛暑熱泄瀉口渴溺赤肌熱頭暈久泄呃逆胃氣敗絕陰虛下利口糜舌絳津液乾枯新泄目眶黑音啞則腎陰竭而胃液乾矣

痢疾

下痢之病生於夏秋之間無非暑濕燥熱之爲病也其色或紅或白腹痛寒熱裡急後重甚則脹滿不食熱氣傷肝則腸澼下血腎脉小博沈爲腸澼下血腎移熱於脾傳爲虛腸澼死不治濕氣傷脾則下白垢燥氣傷胃則下赤垢多白垢少中有兼糞飲食不節起居不時則陰受邪而入

陰受邪入五臟見内經太陰陽明論篇

下痢有微熱脉見金匱

足太陰别脉以下見靈樞經脉篇

第十

五藏入五藏則䐜滿閉塞下爲飱泄久爲腸澼下利有微熱汗出脉弱者令自愈脉大者爲未止脉數而渴者令自愈不差必清膿血以有熱故也脉沈遲其人面少赤身有微熱下痢清穀者必鬱冒汗出而解病人必微厥所以然者其面帶陽虛故也

霍亂 據六科準繩卷六霍亂篇並參實驗

霍亂之病多發於夏末秋初蓋爲之起居不常溫涼失慎飲食不節生冷油膩所傷暑令中土多濕邪干脾胃易於崩壞足太陰别脈名曰公孫别走陽明入絡腸胃厥氣上

逆則霍亂實則腸中切痛虛則鼓脹今既吐且利津液俱亡元陽發洩眞陰失守自汗則陰竭陽離筋失所養手足肉苛危在旦夕症起於暴然下利清穀脉來沈伏口渴不止飲入卽吐肢厥如氷背黑肉消音啞耳聾藏府俱病有發熱惡寒者可治煩燥去衣者不可治乾霍亂者冷氣搏於腸胃飲食不消關節不利腹滿煩亂絞痛短氣汗出肢厥脉絡不通不見吐利暑必挾濕也又煤氣及霉霧之氣塡塞毛竅之呼吸亦能令人脉絡失調狀如乾霍亂俗謂之發痧飲食過度腸胃之輸轉不利亦發此病良工善治

氣復則生

癘風 素問風論篇第四十二

風寒客於脉而不去名曰癘風癘風者癩風也榮衛熱胕其氣不清故使鼻柱壞而色敗皮膚瘍潰乃風與太陽俱入行諸脉俞散諸分肉之間與衛氣相干故使肌肉膹䐜而有瘍衞氣有所凝而不行故其肉有不仁也甚則眉髮落四肢爛音啞形解衞氣怫然不達則榮血濁留癩蟲日生戕害筋骨成爲偏廢

欬嗽 素問欬論篇第三十八

以

欬出於肺非獨肺也五藏六府皆令人欬經云肺爲藏府之華蓋凡一切藏府病其氣皆薰蒸於肺皮毛者肺之合也皮毛先受邪氣邪氣以從其合也其寒飲食入胃中從肺脉上至於肺則肺寒肺寒肺外內合邪因而客之則爲肺欬各以其時受病非其時各傳以與之與天地相參故五藏各以治時感於寒則受病微則爲欬甚者爲泄爲痛乘秋則肺先受邪乘春則肝先受之乘夏則心先受之乘至陰則脾先受之乘冬則腎先受之何以異之肺欬之狀咳而喘息有音甚則唾血心欬之狀欬則心痛喉中介介

如梗甚則咽腫喉痺肝欬之狀欬則兩脇下痛甚則不可以轉轉則兩胠音區近脇處也下滿脾欬之狀欬則右脇下痛陰陰引肩背甚則不可以動動則欬劇腎欬之狀欬則腰背相引而痛甚則欬涎五藏之久欬乃移於六府脾欬不已則胃受之胃欬之狀欬而嘔嘔甚則長蟲出肝欬不已則膽受之膽欬之狀欬嘔膽汁肺欬不已則大腸受之大腸欬狀欬而遺矢心欬不已則小腸受之小腸欬狀欬而失氣氣與欬俱失腎欬不已則膀胱受之膀胱欬狀欬而遺溺久欬不已則三焦受之三焦欬狀欬而腹滿不欲食飲此

皆聚於胃關於肺使人多涕唾而面浮腫氣逆也
風寒傷肺鼻塞流涕聲重惡寒則係手太陰之外因病也
若咽乾痰黄而粘音歧便濇則肺傷風熱耳諸氣怫鬱肺
爲之欬房勞失精腎水漸枯子累及母而爲咳血嗜酒及
食冷物停濕在脾不能輸津於肺積痰爲欬陽明燥氣灼
金咽乾而欬厥陰血虚氣滯木氣衝逆心悸而欬水凌心
氣亦然故心氣凝寒或焦思火逆均能致欬咳嗽初起飲
食如故起居無所苦故人不留意迨至食減氣衰迫血精
耗怠倦肢軟潮熱惡寒則脉起急數藏府俱傷雖良工善

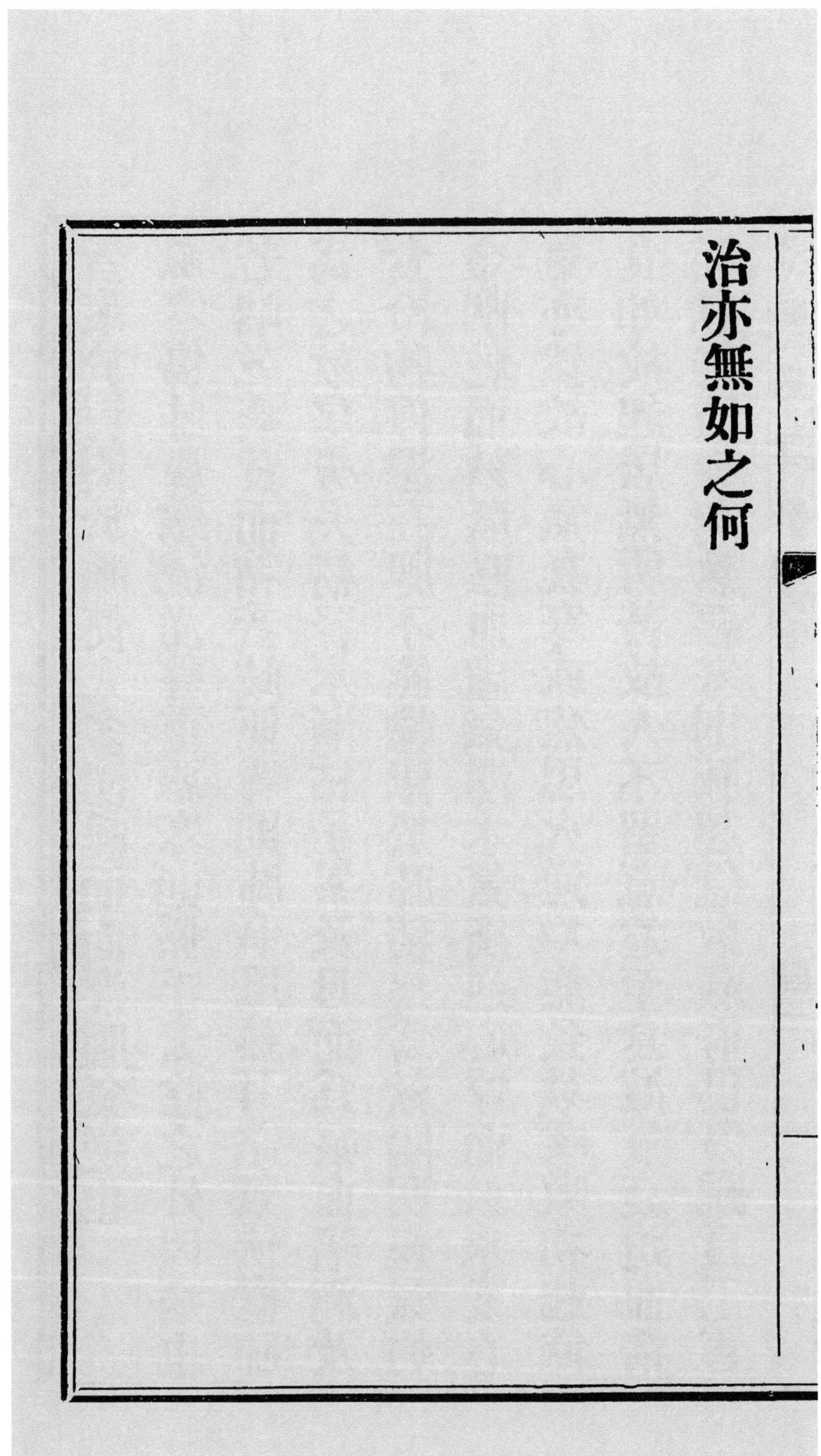

治亦無如之何

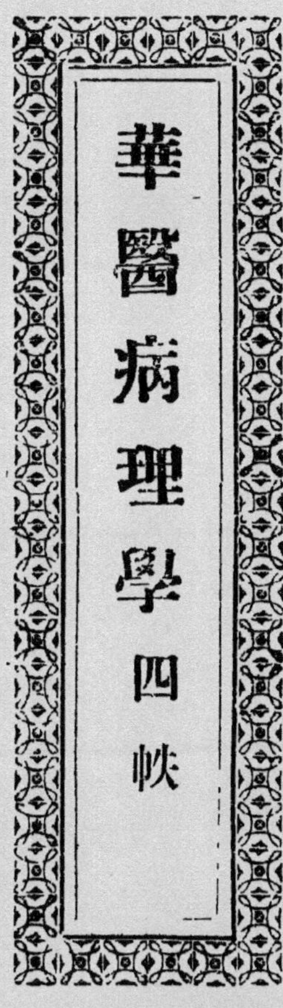

揭出[illegible]名呈

部藏本

華醫病理學四帙

目錄

四帙

一、痰飲
二、哮疾
三、喘促
四、肺痿
五、肺癰
六、諸血

、鼻淵鼻痔鼻齇瘜肉

、虛勞

、疫癘

、尸疰

、瘰癧

、癰疽

、肛痔

、口糜

、齒病

、唇病
、咽喉
、目病
、耳鳴耳聾
、舌病
、頰頷
、女子月經
、血崩
、赤白帶濁

、陰挺

、陰痒

、陰蝕

、種子

、妊娠腫滿

、惡阻

、子癇

、婦人瘖病

、胎動

、胎漏

、小產

、難產

、交骨不開

、胞衣不下

、血暈

、停瘀

、附小兒疳病

、五疳病

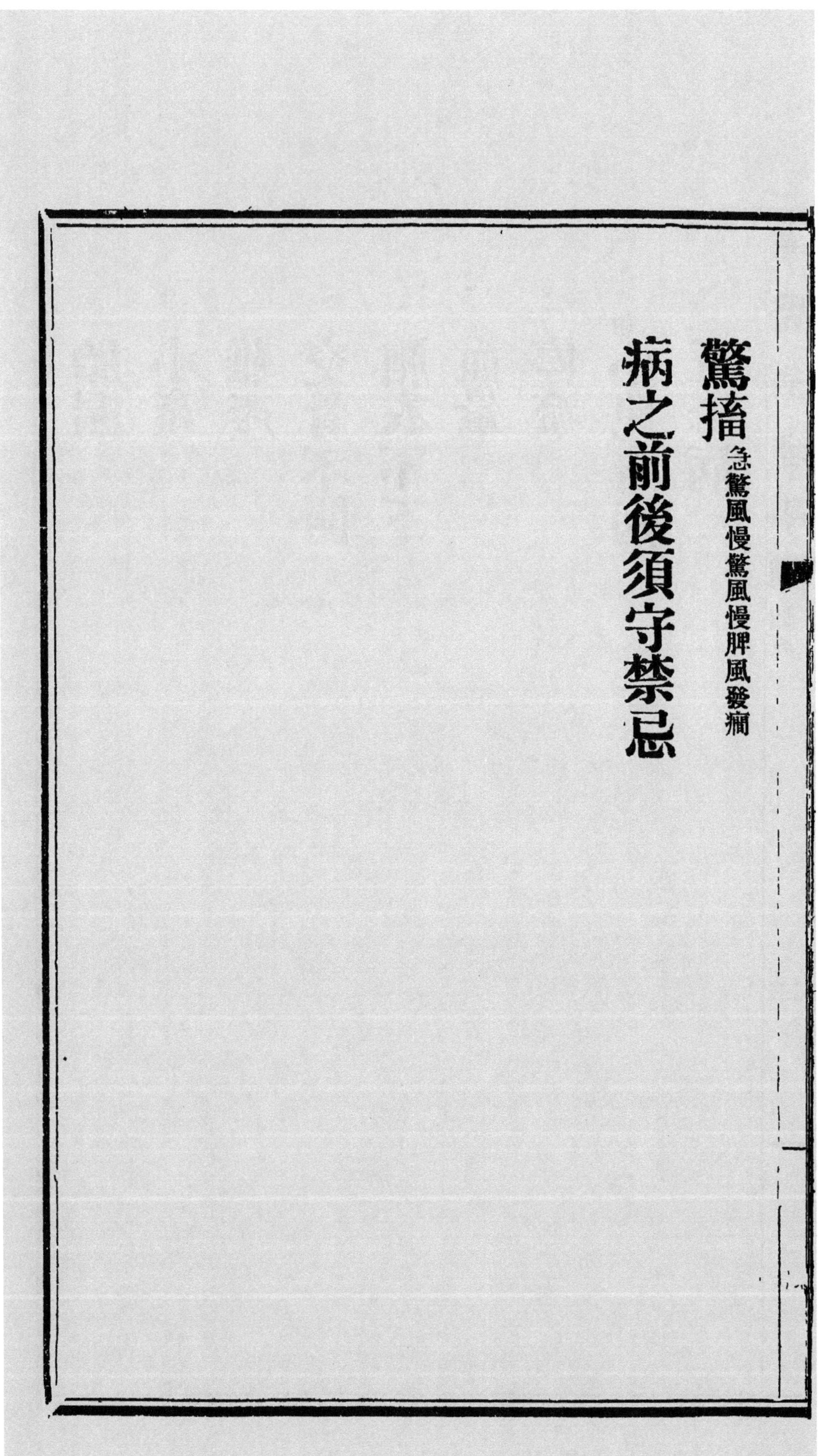

驚搐急驚風慢驚風慢脾風發癇

病之前後須守禁忌

華醫病理學四帙

閩侯縣陳登鎧鐵生述　男崇洪書嫣仝校訂

痰飲 採壽世保元卷三痰飲篇並參實驗

痰者生于脾出于肺以肺爲貯痰之器也脾胃健運飲食易消輸津于肺散布藏府以行周身若胃失輸轉則聚液成痰有濕痰熱痰火痰燥痰風痰寒痰虛痰積痰之不同濕痰者喜食肥甘嗜酒嗜臥痰鬱于脾流于脉絡則病核腫瘰癧流于皮膚則生疽癬聚于中脘則生嘔逆傳于肺則生咳嗽熱痰者飲食過飽胃氣失調注于胸中則咽隔

不利眉稜骨痛火痰者素好炙肉及燒炽之物火氣刑金肺液不能散布致結爲痰鼻竅不利喉梗痰濁而黃燥痰者爲熱氣傷肺或遲眠傷陰或勞碌血耗其病口乾痰黏音不清亮便結舌紅風痰者痰氣迫肝內風煽動其病兩眼倒視或倏然仆地肢厥神迷寒痰者爲喜食生冷或房勞浴水水飲者生于腎溢于脾出于肺也腎精足則飲不停有留飲水飲積飲溢飲邪飲之爲患留飲者飲留于中難于尅化嘔吐清痰上凌于心則怔忡恍惚走于肝則眩暈脇滿注于肺則咳嗽聲重水飲者腎氣虛水泛爲飲也

不能化精故也其症喘咳面黑小便清利間或咯血積飲者胃中火鬱食入脾不轉輸停而爲飲日久當吐否則脹悶不安流于腸間則生飧泄久則化熱吞酸溢飲者膀胱氣化不靈洪水橫流溢于肺則生喘咳流于肌膚則生浮腫聚于胸背則病痺痛或背惡寒痰與飲之寒熱虛熱當求其本而明辨之

哮疾 採壽世保元卷三哮吼篇中並參實驗

哮者皆由痰窠結于肺俞有遇風遇寒而發者有遇熱食冷而發者其病或得之母胎或飲食失節或水濕內伏發

夜行則喘出於腎下見素問經脈別論篇第二十一

則聲如曳鋸甚則抬肩症有寒熱虛實之不同胸脹息高而湧爲實氣怯聲低爲虛痰清舌白爲寒痰粘舌黄口渴爲火

喘促 素問經脈別論篇第二十一

喘促者口鼻之呼吸不利也呼長吸短語言不利夜行則喘出於腎淫氣病肺夜氣爲陰腎精不足眞氣不能上交於肺腎者水藏主津液主臥與喘也有所恐墮喘出于肝淫氣害脾肝血虧其氣不復于脾脾失轉輸聚液成痰肺爲之不利有所驚恐喘出于肺淫氣害心心氣不安脉絡

陽明厥則喘見素問脉解陽明篇第三十

失調氣逆於肺度水跌仆喘出於腎與骨當是之時勇者氣行已怯者則著而爲病也陽明厥則喘而惋惋則惡人厥逆連藏則死連經則生肝脈博堅而長仍血在脇下令人喘逆因於暑汗煩則喘喝靜則多言陰爭於內陽擾於外魄汗未藏四逆而起起則熏肺使人喘鳴水病者下爲胕腫大腹上爲喘呼不得臥者標本俱病故肺爲喘呼腎爲水腫肺爲逆不得臥以肺爲腎之母也

肺痿金匱要畧卷三肺痿肺癰欬嗽上氣病脉證治第七

肺之痿者或從汗出或從嘔吐或從消渴小便數利或從

便難又被快利之藥重亡其津液熱在上焦因欬而傷肺故得之也寸口脈數口中反有濁唾涎沫爲肺痿之病若上氣喘而躁者屬肺脹欲作風水發汗則愈

肺癰 即見金匱肺痿篇同

口中辟辟燥欬即胸中隱隱作痛脈反滑數此爲肺癰欬唾膿血脈數虛者爲肺痿數實者爲肺癰寸口脈微而數微則爲風數則爲熱微則汗出數則惡寒風中於衛呼氣不入熱過於榮吸而不出風傷皮毛熱傷血脈風舍於肺其病則欬口乾喘滿咽燥不渴多唾濁沫時時振寒熱之

所過血爲之凝滯蓄成癰膿吐如米粥始萌可治延久上氣喘促肩息面浮而腫其脈浮大不可治

諸血 採金匱要略第十七卷驚悸吐衄下血胸滿瘀血病脉證第十六

衄血不止脈大逆也熱病欬而衄汗不出出不至足者（自然出汗）死衄家不可發汗汗出必額上陷脈緊急直視不眴不得眠尺浮目睛暈黃衄未止目睛慧了（暈黃色退）知衄今止從春至夏衄者太陽從秋至冬衄者陽明

胃傷內衄血道逆行衄不從鼻孔出還流于胃而後吐或過飽或暴怒或勞力氣滯則血不調凝停胃中滿悶不樂

吐出盈盆或鬱胃絡而爲痛積久成瘀不吐不休吐血欬逆上氣其脉數而有熱不得臥者死不治客欬者時欬不已必至吐血此因極飲過度所致也

欬血因欬而痰中兼血咯血不因欬而血頻唾飲食不節血出於胃房勞及動作傷絡用心太過血出於腎憂思忍飢血出於脾風寒失表咳嗽續續飲酒逾量任意遲眠血出於肺鬱怒氣積舉高傷肋血出於肝

衄血與吐血所行之道不同吐血者陰氣久虧龍雷之火犯於肺胃日受薰灼金氣大傷其來也漸其病也深衄血

胸脇支滿 重見卷二脹滿門

者肺氣未傷肝火蘊結督脉失調火逆上迫由項及巔貫流鼻腔驟然而下

齒牙出血者胃火內熾牙床浮腫肉不附骨血熱上湧乃陰虛陽亢之所致也凡吐血衄血齒口出血皆因經絡之道失利五藏各有守經之血散於脉內隨衝任督三經遍行於經絡散于脉外行于肌腠皮肉之間其所主者心也中焦受氣（受五穀之氣）取汁變紅化赤以布諸經

胸脇支滿者妨于食病至則先聞腥臊臭出清液先吐血四肢清涼目眩時時前後血病名血枯此得之少年時有

所大脱血若醉入房中氣竭肝傷故月事少不來也

胞血海也移熱于膀胱則癃溺血悲哀太甚則胞絡絕胞絡絕

則陽氣內動發則心下崩數溲血

病人胸滿唇痿舌青口燥但欲漱水不欲咽無寒脈微大

來遲或微或大但其來遲者腹不滿其人言我滿爲有瘀血病者如熱狀

煩滿而渴其脉反無熱非浮數弦急之脈此爲陰伏是瘀血也當下之

心藏有熱則舌上出血

九竅出血榮衛大虛藏府皆傷血脈流散脉數不得臥者

死

素問氣厥論篇云膽移熱於腦則辛頞鼻淵鼻淵者濁涕下不止也

韓氏醫通云貴人鼻中肉贅臭即鼻痔瘜肉等也、頞

心肝俱傷於邪則爲汗血以肝藏血心之液爲汗也

鼻淵 參摘壽世保元卷六鼻病篇

肺開竅於鼻邪風吸傷及腦則鼻竅不利時出清涕陽火外灼肝熱內燔鼻竅半通時流黃涕寒氣侵腦鼻竅湧塞時流濁涕風火寒三者皆能傷及鼻腔其流如淵泉時涌不已即爲鼻淵又名曰腦漏

鼻痔鼻瘡瘜肉同病異名由於飲酒及嗜肥甘濁氣歸肺痰濕之氣上蒸於鼻血絡所過凝聚而生日漸長成其狀如肺葉塞在鼻柱內長外腫言語音重頦顙出入之氣因

之而不利也

虛癆 金匱要畧卷三血痺虛勞病脈證并治第六 參摘六科準繩證治卷八[illegible]門

男子平人脉大而急者爲勞極陰陽不和脈絡失常面色薄者主渴及亡血卒喘悸脉浮者裏虛也脉虛沈弦無寒熱短氣裏急小便不利面赤白時目瞑兼衄少腹滿此爲勞使之然勞之爲病其脉浮大手足煩春夏劇秋冬瘥陰寒精自出酸削不能行平人脈虛弱細微者盜汗也人年五六十其病脈大者痺俠背行若腸鳴馬刀俠癭皆爲勞得之脈沈小遲者脫氣其人疾行則喘渴手足逆寒腹滿甚則溏泄食不

消化也脈弦而大弦則爲減大則爲芤減則爲寒寒芤則爲虛虛寒相搏此名爲革婦人則半產漏下男則亡血失精思慮則傷心心傷則血脈不能榮養五藏多言則傷肺肺傷則皮聚而毛落鬱怒則傷肝肝傷則筋弛不能收持飢飽行役則傷脾脾傷則飲食不能化津而輸六府致不充肌膚酒色無度及悲哀太過過勞迫汗則傷腎腎傷則骨中髓空臥床不能起耳

勞者五藏漸積而成勞也或爲飲食不節七情所傷百憂感其心萬事勞其形日久則胃中水穀之氣一日所生之

精血不足供全體一日之用於是榮血漸耗眞氣日虧頭眩耳鳴四肢怠惰心煩神倦口乾食少氣短好臥腰脚痠痛種種俱見至咳嗽咯血吐血衄血咽疼及寒熱起而身中之精神氣血消磨殆盡矣

夫人莫不飲食也肌飽失時與食不時之物魚餒肉敗色惡臭惡皆有傷於腸胃腸胃傷則榮衞失調喜怒哀懼愛惡欲亦人之常情也發而中節謂之和何傷之有如未事而先意望之太切既去而留戀念之不絕雖欲不傷庸可得乎故七情之傷雖分五藏其本必出於心太過則傷及

上疫之至皆相染易　素問遺篇刺法第七十二

冬不存精春必病溫　素問金匱真言論篇第四

五藏故治之當兼治心五藏之傷雖本於心其害必歸於胃胃爲水穀之海人身賴以生之故治勞當宗胃氣

疫癘

五疫之至皆相染易大小病狀相似皆緣一歲之內節氣不和寒暑乖候暴風疾雨嵐靄嶂霧由毛竅呼吸及前後二陰而入虛者受之於春爲溫於夏爲暑於秋爲疫於冬爲癘

冬不存精春必病溫寒氣伏於絡脈至春感溫相搏而發熱多寒少名曰春溫嵐靄嶂霧由呼吸傳入血分令人迷

困甚則發熱狂妄口啞不言名曰啞瘴其症多生於夏如頭暈悶熱舌白不渴胸阻嘔逆名曰濕温夏伏暑熱及秋燥氣臨之其病與傷寒相倣名曰秋疫若濕勝則發爲瘧及冬始發名曰冬癘譫語狂妄發熱耳鳴夜不成寐主熱者多甚則唇焦齒黑神昏面垢邪氣內陷心陽衰而腎陰竭矣

欲避其邪不相染易者正氣存於內邪不可干避其毒邪天牝從來（天牝鼻竅也）復得其性氣出於腦即不邪干氣出於腦者先想心如日欲將入於疫室先想青氣自肝而出左行

素問遺篇刺法論第七十二

於東化作林木次想白氣自肺而出右行於西化作戈甲次想赤氣自心而出南行於上化作熖明次想黑氣自腎而出北行於下化作水次想黃氣自脾而出存於中央化作土五氣護身已畢以想頭上如北斗之煌煌然後可入於疫室又於春分之日日未出飲遠志湯而吐之於雨水日後三浴以藥泄汗爲避疫之法也

尸疰 採六科準繩證治卷二傳尸勞篇本事云

尸疰者入古壙破屋存尸及陰濕之處人所不覺感受尸穢之氣流注身體與身中之尸蟲相接其氣伏於脂膜令

人無處不惡每至節氣沉沉默默不知所苦或腹痛脹急或引攣腰脊或精神錯雜積月累年傳入藏府漸至不起死後復易於人乃至滅門人有觸値死尸或臨尸其尸氣入腹內與尸蟲合而成疾每遇尸氣聞之則蟲動發則腹痛脹滿面靑神迷少頃乃甦村婦多犯此症

瘰癧 靈樞寒熱篇第七十

寒熱瘰癧在於頸腋者皆鼠瘻寒熱之毒氣也留於脉而不去其病在於藏其末上出於頸腋之間浮於脉中而未去內著於肌肉而外爲膿血者易去也決其生死反其目

視之其中有赤脉上下貫瞳子見一脉一歲死見一脉半一歲半死見二脉二歲死見二脉半二歲半死見三脉三歲死赤脉不下貫瞳子者可治也

癰疽 靈樞癰疽篇第八十一

夫腸胃受穀上焦出氣以溫分肉以養骨節通腠理中焦出氣如露上注谿谷大肉之會也而滲孫脉津液和調變化而赤爲血血和則孫脉先滿溢乃注於絡脉絡脉皆盈乃注於經脉陰陽已張因息乃行行有經紀周有道理與天合同不得休止經脉之留行不止與天同度與地合紀故天宿

失度日月薄蝕地經失紀水道流溢草萓魚機切不成五谷不殖徑路不通民不往來巷聚邑居則別離異處血氣猶然夫血脈榮衛周流不休上應星宿下應經數寒邪客於經絡之中則血泣音濇血泣則不通不通則衛氣歸之不得復反故癰腫寒氣化爲熱熱勝則腐肉肉腐則爲膿膿不寫則爛筋筋爛則傷骨骨傷則髓消不當骨空不得泄瀉血枯空虛則筋骨肌肉不相榮經脈敗漏薰於五藏藏傷故死矣

癰之發於嗌中名曰猛疽喉痺之類也猛疽不治化爲膿膿不寫

塞咽半日死其化膿者寫則合豕膏冷食古方失傳三日而已發於頸名夭疽俗名項虎其癰大而赤黑不治則熱氣下入淵液前傷任脈內薰肝肺薰肝肺十餘日而死矣陽留大發消腦留項名曰腦爍其色不樂項痛而如刺以鍼煩心者死不可治發於肩及臑名曰疵癰其狀赤黑急治之此令人汗出至足不害五藏癰發四五日逞焫之發於腋下赤堅者名曰米疽治之以砭貶平聲石針也石欲細而長疏砭之塗以豕膏六日已勿裹之其癰堅而不潰者爲馬刀俠纓急治之發於胸名井疽其狀如大豆三四起不早治下入腹不治七

日死矣發於膺名曰甘疽色靑其狀如穀實菰(音括)𧂭(音樓)苦寒熱急治之去其寒熱十歲死死後出膿發於脅名曰敗疵敗疵者女子之病也灸(灸音九以火灼也)之其病大癰膿治之其中乃有生肉大如赤小豆剉蔆翹草根各一升以水一斗六升(古之一斗今之一大碗 古之升今之一大杯)煮之竭爲取三升則強飮厚衣坐於釜上令汗出至足發於股脛名曰股脛疽其狀不甚變而癰膿博骨不急治之三十日死矣發於尻名曰銳疽其狀赤堅大急治之不治三十日死矣發於股陰名曰赤施不急治六十日死在兩股之內不治十日而當死發於膝名曰疵

癰其狀大癰色不變寒熱如堅石勿石（勿以砭石刺之也）石者死須其柔乃石（乃可以砭石也）之者生諸癰疽之發於節而相應者不可治也發於陽者百日死發於陰者三十日死發於脛名曰兔齧其狀赤之鳥（狀如赤鳥）急治之不治害人也發於內踝名曰走緩其狀癰也色不變數石（砭石刺之也）其輸而止其寒熱不死發於足上下名曰四淫其狀大癰急治之百日死發於足傍名曰癘癰其狀不大初如小指發急治之去其黑者不消輒益不治百日死發於足指名脫癰其狀赤黑死不治不赤黑不死不衰急斬之不（否同）則死矣營衛稽留於經脈之

中則血泣不行不行則衛氣從之而不通壅遏而不得行故熱大熱不止熱勝則肉腐肉腐則爲膿然不能陷骨髓不爲燋枯五藏不爲傷故命癰（命之曰癰）其疽者熱氣淳盛下陷肌膚筋髓枯內連五藏血氣竭當其癰下筋骨良肉皆無餘（疽之甚陷及筋與癰之所下者無餘）故命曰疽疽者上皮夭（不充也）而堅上如牛領之皮癰者其皮上薄以澤此其候也（疽生于皮由外及內故皮夭而堅如牛領癰生于肌肉故皮上薄以澤由內及外也）

肛痔 參摘六科準繩證治卷六痔篇

督脈與衝任爲一脈相連與陽明合筋（宗筋也）會於陰器又屬於腎而爲作強者也故督之爲病發爲癃痔少陰之復爲

痔飽食傷胃筋脈橫解腸澼爲痔小腸有熱則戸外爲痔戸外肛門也皆因房勞不慎忍精盡欲及貪酒積風注濕腸間或久坐濁氣內蓄致肛邊生鼠乳在直腸末節或出肛門時流膿水便結脫肛或肛內腫結橫穿及臀外出鹵肉破如針穿成爲漏管矢氣可通黃水頻涌止則脹痛難堪爲黃水凝於皮上氣不得通膿水阻塞故也蓋爲風濕燥氣及蘊濁而成其鬱於會陰不得外洩久而爲痔延之則陰氣漸虛精氣不能上輸於肺則生咳嗽脫肛下墮者藏氣虛也外脫腫痛者下焦陰火所迫也

膀胱移熱于小腸見素問氣厥論篇第三十七
少陽之復火氣内發見至真要大論篇第七十四

口糜 条摘内經靈蘭氣厥論諸篇

脾開竅於口心開竅於舌膀胱移熱於小腸膈腸不便上爲口糜少陽之復（報復火尅金也）火氣内發上爲口糜心火炎上薰蒸於口則口舌生瘡脾熱生痰痰熱相搏則生口瘡胃中穀少（土弱也）則所勝腎水之氣逆而承之反爲寒中（腎虛水泛也）脾胃虛津液乾枯火氣上炎迫爲口瘡胃中有熱大便燥塞舌胎黃濁邪熱生糜久泄口糜脾陰竭也故陰火反熾血液俱亡

齒病 摘六科準繩證治卷八齒門

齒爲骨之餘則屬於腎牙床屬胃足陽明之脈支入上齒手陽明之脈支入下齒若骨髓不足陽明脈虛則齒之諸病生矣邪客於足陽明之經令人鼽衄上齒寒陽明實則齒堅陽明虛則齒搖所以齒之浮動者乃陽明經有風冷濕熱之邪乘虛而入而爲液爲涎與齒間之氣血相搏擊而爲痛也熱則腫而痛熱不盛則齒齗（音欣齒根也）微腫而根浮也蟲牙痛者（虫蛀之牙）由積蓄食物之餘注濕成熱或膀胱蘊濕精氣不充致生齒䘌（音匿小虫也）伏于牙根遇風遇寒遇火遇燥皆迫而爲痛也齒血出者風熱鬱于陽明邪入齒齗搏於

少陰終者面黑齒長而穢見靈樞卷二終始篇第九

血絡齒斷者亦風熱鬱于陽明邪搏齒斷氣血腐化爲膿出臭汁謂之齒齲（音禹）又曰風齲（音禹齒生蠹也朽也）齒䘌者虫蝕齒縫至斷膿爛汁臭也齒挺者氣熱傳入脈至齒斷間液注化膿氣血竭肉斷消根露而挺出也齒蠹者氣血不能榮盛故令牙齒（[illegible]）黑或黃黑者亦然腎氣衰髮墮齒槁（枯也）又腎熱者色黑而齒槁少陰終者面黑齒長而槁

唇病 四十七 摘六科準繩證治卷六唇門參靈樞本藏篇論唇

足太陰脾經開竅于口其華在唇唇上下好者脾端正唇偏舉者脾偏傾揭唇者脾高下縱者脾下唇堅者脾堅唇

唇胗見靈樞卷三經脈篇
陽明氣至則齧唇見靈樞卷七五口問篇第二十八
唇腫裂或患繭唇肝經怒火風熱傳脾也見壽世保元卷六繭唇論一論云

大而不堅者脾脆脾病者唇黃脾絕者唇四面腫足陽明胃所生病者口喎唇胗生瘍也陽明氣至則齧唇胃中熱則唇黑上下唇皆赤者心熱也上唇赤下唇白腎虛而心火不降也肺病則唇白而澤者吉白如枯骨者死唇色深紅肺氣虛也唇繭時蓄血水內熱口乾吐痰體瘦腎虛也唇腫裂或患繭唇唇之紋理縐密也肝經怒火風熱傳脾也唇口瞤皺頭目眩四肢浮腫如風狀風熱傳脾也唇燥裂無色風熱濕客于脾也唇生瘡寒熱體倦中氣傷也唇皺思慮傷脾血不榮唇唇裂無色外燥口乾生瘡久不愈者意思過度蘊熱

唇舌者肌肉之本也以上見靈樞卷之二經脉篇第十

心欬則心痛以下見素問卷十欬論第三十八

于脾也唇焦不澤脾經熱也口角爛注陽明濕熱也唇舌者肌肉之本也唇反者肉先死

咽喉　採内經諸篇

足太陰脾脉布胃中絡于咽病則腹滿咽乾足少陰腎之所生病者口熱舌乾上氣咽腫而痛邪客於足少陰之絡令人嗌痛不可納食肝木尅土咽喉乾燥其病在脾心欬則心痛喉中介介（梗塞也）如梗甚則咽腫喉痺三焦通咽喉和則聲音利不和則暴瘖熱閉邪客於手少陽之絡令人喉痺舌卷口乾心煩手陽明大腸經與少陽厥逆發爲喉痺

喉主天氣素問太陰陽明論篇第二十九

目眥外決于面至下為內眥見靈樞卷五癲狂篇第二十二

咽腫喉主天氣咽主地氣肺爲天氣脾爲地氣肺燥而脾濕燥則喉澀而不仁爲痺濕則喉壅而不通故爲腫火鬱於上痰涎氣血聚結於咽喉也

目病 摘壽世保元卷六眼目篇並參千金要方卷六上

目病第一引內經岐伯對云

五藏六府之精氣皆上注於目而爲之精（目珠之精明也）精之窠爲眼骨之精爲瞳子筋之精爲黑眼血之精爲絡其窠氣之精爲白眼肌肉之精爲約束裹擷筋骨（勒帶也）之精而與脈并爲系上屬於腦後出於項中此則眼之系於五藏六府也

目眥（眼胞皮也）外決於面者爲銳眥在內近鼻者爲內眥上爲外

赤脈從上下者太陽病以下見靈樞論疾診尺篇

氣厥則目開不見即靈樞决氣篇所云氣脫者目不明

眥下爲內眥眥者眼胞也上下目眥皆屬於脾赤脈從上下者太陽病從下上者陽明病從外走內者少陽（如障翳之類也）眼淚黃黏目赤而痛腫癢者屬于風火目滓羞明不紅不腫只覺乾澀則肝血少而腎精衰若心中煩冗飲食失節勞役過度則脾虛弱心火反盛則血脈逆行邪害空竅脾虛則五藏之精氣不能上貫於目故目不明有晝明夜昧者謂之雀盲乃肝腎陰虛童子婦人多有此病人之將死神不守舍目視昏花飛塵滿眼藏府精竭且惡光明下氣厥則目開無所見甚則死

耳鳴耳聾　摘内經諸篇

十二經之脈皆行於耳之内外耳之前後屬足少陽病則環旁腫痛腎開竅於耳手少陰之絡會於耳中心火内動耳鳴而聾腎水不足夜則渾渾焞焞而鳴耳者宗筋之所聚也胃中空則宗脉虛虛則下溜脉有所竭者故耳爲之鳴肝病氣逆則耳聾不聰聾而痛者取手陽明（刺之道也）聾而不痛者取足少陽外感風熱内傷鬱怒濕熱不化皆能作聾腎者精神之舍性命之根外通於耳腎和則耳能聞五音（此句見靈樞脉度篇）矣腎者主爲外使之遠聽視耳之好惡以知其性故耳好

渾渾焞焞見靈樞卷三經脉篇第十

耳者宗脉之所聚以下見靈樞口問篇第二十八

聾而痛者取手陽明聾而不痛者取足少陽見靈樞雜病篇第二十六

腎和則能聞五音見靈樞

耳偏高者以下見靈樞卷七本藏篇第四十七

精脫耳聾見靈樞決氣篇第三十

心通氣於舌心和則舌能知味見靈樞卷四脈度篇

前居牙車者腎端正牙車即頰車也在耳下曲頷端陷中耳偏高者腎偏傾耳高者腎高耳後陷者腎下耳堅者腎堅耳不堅者腎脆若耳薄而黑或白無血色者腎敗也精氣調和腎氣充足則耳聞而聰若傷及氣血精脫則耳聾矣 靈樞厥氣篇云精脫者耳聾

舌病 參摘內經諸篇

心氣通於舌心和則舌能知味病則舌卷顴赤其脈搏堅而長心絕則舌不能收及不能語脾脈貫於舌下邪中足太陰脾經則舌本強痦不能言熱則舌腫風熱傷於心脾

舌卷囊縮見素問卷四診要經終論篇第十六

則重舌木舌或腫而出血胃脉連舌本而絡於唇口胃虛則風邪乘而干之則四肢唇口俱痺語言蹇澁足少陰脉直係舌本舌之下竅腎之津液所朝也腎病舌縱涎下煩悗肝之筋聚於陰器而脉絡於舌本風邪入肝則舌卷囊縮而不能言七情所鬱舌滿（腫脹也）不得息舌有白胎紅點有鍼穿者胃中蚘蟲不安也

頰頷　參摘內經諸篇

心病者顴赤如脂腎病者顴與顏皆黑邪氣中於頰則下

少陽少陽之厥（逆也）則暴聾頰腫而熱肝病氣逆則頰腫肝

肝熱者左頰先赤肺熱者右頰先赤見素問刺熱論篇第三十二

[illegible]

熱者左頰先赤肺熱者右頰先赤陽明虛則寒慄鼓頷頰也終則口耳動作牽引頰髎

女子月經 摘素問上古天真論第一並參臨證實驗及壽世保元卷七婦人科總論

女子之病與男子畧同維胎產崩漏帶濁經水另有條理女子二七而天癸至天癸者天一生水也天癸至則任脉通太衝脉盛月事以時下月事者一月之事也衝爲血海任主胞胎二脉流通經水和調又名月信及期乃潮如河海之水潮而有信也曰天癸者天一生水也謂之月經經血匝月一行勿違其時違之則病行必三五天即斷妄行

多日則氣血不和未及一月來者血虛致也或風熱迫肝使之早來逾月來者爲氣虛色紫者肝血熱黑者熱鬱也淡者痰濕在脾也色如黃水者土弱也鮮血錯亂心虛陰陽交媾子宮受孕則血內蓄而養胚胎如非受孕月停不來致生疾病或由七情內傷或由六淫外感或當將潮未潮與已潮未斷適遇寒冷之氣傷入血分而生疾病或飲食失節脾氣不運致血液之循環失度血不滿溢月事愆期將行腹痛者氣之滯也來後作痛者氣血虛也久閉不來則血枯精竭死不治四十五歲以上經斷者天癸盡也

陰虛陽搏謂之崩見素問

盡則不孕矣體壯者年五十尚能有子而經水猶來也

血崩 參摘女科準繩卷一血崩篇

陰虛陽搏謂之崩如洪水之崩流不止也陽絡傷則血外溢陰絡傷則血內溢脾爲統血肝乃藏血脾胃衰弱不能攝血氣虛下脱或怒氣鬱結肝經熱迫血熱妄行脉細肢冷氣少頭暈爲虛寒脉洪肢溫心煩口苦爲血熱

赤白帶濁 摘女科準繩卷一赤白帶下篇名家所論

赤白帶下皆因心腎不交養水火不升降也七情內傷及下元氣虛瘦人得此多屬陰虛陰虛則內熱血不化紅濁

衝任為病女子帶下見素問骨空論

中帶赤肥人得此乃係濕痰濕痰生於脾血難變赤白淫如脂下兼黃色者土弱也帶濁時流衝任不榮血海漸虧故令月經遲滯潮之則帶濁愈甚當和其血而調其氣滿則自溢產後亡血胞絡失氣外風易襲冷熱相淩成為赤白室女帶下月經來時外傷浴冷內食冷物或汗出當風寒氣凝於胞絡或多坐臥少運動厥陰木氣不暢太陰土氣不輸胃中濕鬱化熱皆不能化紅變赤而為血也

陰挺 摘女科準繩產三陰挺下脫篇

陰挺者婦人之前陰內肉外挺如紅鷄冠花也故又名曰

翻花因胞絡損傷或子藏虛冷或分娩用力或肝脾鬱結濕熱下迫氣虛下陷而重墮也其病小便淋數似痒似痛墮急難忍証類疝氣

陰痒 參摘女科準繩卷三陰痒篇

藏虛則腸胃之蟲不安蝕於陰內蟲動則熱生而痒作甚則痛肝脾氣滯濕熱下注陰中悶痒小便赤濇因鬱怒所致者則患處並小腹脹痛陰內痛痒不時出水食少體倦肝脾氣虛血液失調濁氣內蘊積濕成熱故虫下蝕而爲痛痒也陰戶外旁痒者爲腸虛注濕也

諸痛痒瘡皆屬心又見素問至真要大論

男二八天癸至女二七天癸至均見素問上古天真論

陰蝕 参摘女科準繩卷五陰蝕篇

諸痛癢瘡皆屬於心心主火也陽明主肌肉厥陰主藏血木土濕鬱成熱血氣留滯火化為虫而生䘌瘡凡婦人少陰脉數而滑者陰中必生瘡有產婦瘀血久漬肝熱內熾致患陰中內潰痛癢難忍食少熱渴小便淋瀝穢氣所蒸血不和也妓女不節陰陽錯亂濁氣留於陰聚血生瘡潰爛臭穢膿水淋漓其症不一

種子 参摘男女交合要論書並採女科準繩卷四求子篇

男女夫婦人之大倫也男二八而天癸至主於精屬陽及

（男子精氣清冷至爲無子也見女科準繩卷四求子篇）

旦乃萌女二七而天癸至主於血屬陰月滿則通男子聚精完實女子月經不失其時陰陽調和令人有子男子精氣清冷陽事不堅浮弱而濇之脉者爲無子也女子月經失調陰戶氣冷尺脉浮緊緊爲疝瘕腹中痛半產而墮浮則亡血絕產惡寒脉細弱少腹冷子宮冷胞有寒也年少得之爲無子年大得之爲斷產婦人無子其病在於血海經水失常或前或後或多或少將行腹痛或行後腹痛來時其色或紫或黑或淡或黃或閉而不調則氣血乖爭不不能成孕矣

妊娠腫滿 參摘女科準繩卷四胎水腫滿篇

妊娠腫滿皆由藏府本弱經血壅閉水氣流行小便秘澁水血相搏脾胃惡濕濕漬氣弱則飢肉虛而遍身浮腫甚則氣喘名曰子腫若五六月日之後脚有微腫身中不脹乃蓄血留濕所致產後不治自消浮在五月以前者血虛氣滯急宜調理延之則胎難長成矣產後腫猶如故乃氣虛血寒便爲重症

惡阻 參摘胎產秘書惡阻篇

惡阻者妊娠二三月惡心頭眩嘔吐肢懶厭聞食氣嗜食

鲜味及酸鹹果品甚至三四月大劇吐逆不可勝舉也由經血既閉水漬於藏藏氣不宣脉度緩行故心煩憒悶脾乃統血血蓄氣逆則腸胃實而便澀上爲嘔吐耳有因痰濕阻滯而嘔者或脾胃虚飲食不化而嘔者肝胃熱氣上衝心火逆而嘔者不可作爲寒冷治也

子癇 參摘女科準繩卷四風痙篇

妊娠體虚風傷太陽之經絡復遇風寒相搏則口噤昏悶須臾自醒未幾復作又名風痙厥陰風熱發則面青筋惕肝脾血虚則頭暈鬱怒而發呼鳴有聲氣逆痰滯口角流

諸暴強直皆屬于風 素問至真要大論

涎甚則喉間有痰挾于風者多爲諸暴強直皆屬于風也

婦人瘖病 素問奇病論篇第四十七

人有重身（身中有孕也）九月而瘖胞之絡脈絕也（絡脈氣阻而不通流非元氣斷絕也）胞絡者繫于腎少陰之脈貫腎繫舌本故不能言無治之當十月復（十月胎去胞絡之脈復通）

胎動 參摘女科準繩卷四胎動不安跌仆傷胎及心腹痛論篇

妊娠七八月胎已成形若宿有胸復痛疾或新感風寒邪正相擊心腹作痛胎爲之動有因跌仆傷驚而動者有喜怒傷于心肝而動者有血熱而胎不安者有胎滿而動者

無因而亂動爲衝任脈虛藏弱受胎不實也若八九月日天明微動者名曰弄胎偏左偏右而胎動者爲偏睡或半臂持重用力所致當稍稍推移之

胎漏

妊娠經水月下但微按之寸口陰陽俱平六脉和緩榮衛調和飲食精神如故無甚病者血盛有餘也亦有榮經內風所勝則所來者非養胎之血也如因勞役外感喜怒觸驚及飲食有碍于胎致下墮腹痛漏血者當防小產又名半產若其人肥厚月見漏下胎安無恙爲血盛氣虛無甚

碍也四五月胎氣始盛日見微動而忽數日不動卒然下血者其胎必傷有婦人前有孕四個月胎落後孕見漏亦在四個月之期其胎必下當先期預防勿失其時

小產

参摘女科準繩卷四胎墮之後為半產當備

妊娠未及二百七十日之期胎氣未全漏下不止胎竟產出為衝任脈虛血海不足腎關不固血海不足則胎氣不充腎關不固則胞絡不束故未能滿足而胎落矣或有所觸動或傷寒熱迫為漏血胎失所養則離經而出矣若崩漏亡血過多胎阻腹中不能產下如水涸舟滯攻之其血

枯其胎愈濇當大補氣血使水漲舟行不可緩也

難產 恭摘達生篇

世之難產者往往見于富貴驕養之家好食肥甘且多嗜欲故胎難下甚至產時先下油脂而後胎出鬱悶安逸之人四體不勤血積氣滯膜原阻濇胎難以轉故有橫生逆產之患若貧婦辛苦隨時動作氣舒血暢脉絡流通焉有此病維素多疾痡體質虛弱者或臨盆太早用力太過推送非時須守氣養神耐痛安睡即無難產之苦

交骨不開 恭摘達生篇

腎主樞而司開闔見素問

臨產交骨不開及產後產門不閉皆由元氣素弱胎前失于調護以致血氣不能充盈下元無力交骨不開多屬陰虛產門不閉則氣血均虛也腎主樞而司開闔腎精不足則開闔不靈

胞衣不下 参摘達生編并採女科準繩卷五胞衣不下篇

胎既生則胞衣應隨而下之其未下者乃氣弱而瘀血盈于胞也有元氣虛薄臨產用力太早致兒生之後氣力不支腰間痠醋當俟其氣復以行血補氣助之其胞自下或兒出而母體疲憊外冷乘之則血道澀故胞衣亦爲之阻

但臨產產後旁人不可張惶勿使產母恐怖母子可得雙全

血暈　参摘女科準繩卷五血暈篇

初產頭暈目昏便不識人謂之血暈血暈者素體虛弱經臨產腹痛及推送使力氣虛血滯瘀行無多穢氣衝心故腦迷蒙神覺不靈精神散亂（用鐵器燒紅入于嚴醋使鼻聞之以斂其神）產後下血過多氣血兩虧亦能致暈爲神不守舍也（前法亦可用之）又新產多汗出易於中風亡血復汗寒氣內生故令鬱冒鬱冒者血暈也

停瘀　参摘女科準繩卷五血暈篇

既產之後胞衣落則瘀血隨而行之至十餘日方盡如停而不下則腹痛脹悶或喘或腫皆因藏府勞傷氣血虧損外邪易襲致惡露蓄積不行而生百病也若十四日已過瘀尚淋瀝其色鮮紅或下黃水乃肝脾氣血兩虛腎陰不足故開而不闔耳產後傷風瘀血不行病必口渴頭疼寒熱食少脉息浮滑而洪瘀血淩心發則神昏譫語瘀血攻脾必脹滿不欲食瘀血停積循經流入四肢化爲水氣令人小便不利遍身浮腫喘促短氣

附 小兒疳病 摘幼科準繩卷八疳編

經曰數食肥令人內熱數食甘令人中滿多因嗜好肥甘所致故命之曰疳襁褓乳子與四五歲之孩提脾胃未強穀氣未充食本難消心性未定善惡不知情本偏專而父母姑息舐犢之愛令其恣食一切之物朝飱暮啜日食無度即乳母亦不節飲食輸及乳汁遂致漸傷腸胃不能化津變血身熱體瘦面色痿黃肚大筋露腹痛下利則諸疳之證作矣

五疳病

心疳亦名驚疳由乳食不調及亂食肥甘諸物心藏受熱

所致也蓋其血氣未定哺乳有傷易生壅滯熱氣內蘊未疏故心神驚鬱其症身體壯熱面黃頰赤口舌生瘡胸膈煩悶小便赤澀齧齒發渴盜汗虛悸下痢鼻乾喜臥冷地諸症候也

脾疳又名食疳由乳母恣食生冷肥膩之物迫于乳汁及飯後便與哺乳致脾胃受傷或乳後即眠飽乳所致其証面黃腹大喜食泥土生米吐逆下泄四肢消瘦肚露筋脈欬逆多啼情意不悅愛暗憎明土失轉輸利多酸臭晝涼夜熱不思乳食或生瘡疥頭大項細其候不一諸疳之証

與脾疳相濫蓋疳乃脾經之本病也

肝疳一名風疳又名筋疳由嗜食香燥之物與乳食不調肝藏受熱所致也若乳母寒溫不調滋味不節外感風寒內傷喜怒邪氣流于乳房哺之成爲風疳肝主筋系于目筋疳則白膜遮睛瀉血體瘦靑眼澀癢面色靑黃髮疎頭焦腦熱下利靑黃渾身瘡癬燥渴汗多此其候也

肺疳又名氣疳爲鬱積之乳哺之壅熱于肺所致也肺主乎氣其氣不和則風濕乘虛客于皮膚入于血脈故其病氣喘痰鳴口鼻生瘡咳嗽流涕咽喉不利壯熱憎寒唇邊

赤癢腹內氣脹乳食漸脹大腸不調頻頻泄利皮膚起粟口有腥氣是其候也

腎疳又名急疳一曰骨疳由父母交感之後便與兒乳致藏府伏熱變生諸症喜食甘味入于脾胃則蟲動而蝕藏府使孩提心下擾悶若上蝕齒齗則口瘡出血齒色紫黑下蝕腸胃則下痢肛爛濕癢生瘍療治不蚤精髓消耗難以就痊腸胃有濕則下腸垢傷齒䘌者或以走馬疳命名以齒爲骨之餘屬于腎也腎虛熱邪內伐疳氣直奔上焦故齒以次變黑甚則牙根腐爛熱血迸出齒齗生瘡腦熱

肌削手足寒凝往來寒熱腹痛便泄口臭乾渴瓜黑面黧身多瘡疥即其候也

驚搐 以下均參摘幼科準繩卷二肝部驚搐篇

驚搐之病有晨夕之分表裏之異身熱力大大便不通者爲急驚身冷力小大便滑泄者爲慢驚癇即急慢之證但發時仆地有聲醒則吐涎也

潮熱發搐在於寅卯辰此肝旺之時也壯熱作渴目倒視手足抽掣口生熱涎項強頸急牙關緊閉病在肝

潮熱發搐在於巳午未此心旺之時也心惕目倒白睛赤

潮熱發搐
應提另行

色闗閉流涎手足搐搦面赤身熱病在心潮熱發搐在於申酉戌此肺旺之時也微搐而喘目斜視睡露睛身熱如火手足反冷病在肺

潮熱發搐在於亥子丑此腎旺之時也微搐而臥不安身中溫熱目睛緊斜喉中有痰乳食不消或吐或瀉病在腎

潮熱發搐在於子丑寅此脾旺之時也多睡體重腹脹吐利木乘土也病在脾

經云諸暴強直皆屬於風驚搐之病雖分五藏必連於肝肝主風實則目直大叫項急煩悶虛則咬牙多欠當察其

所兼何藏表裏陰陽寒者溫之熱者涼之實則寫之虛則補之

小兒腸胃甚薄氣力亦微故食物入胃轉輸極緩父母愛子維恐其飢且急於長成往往任其所欲恣意與食聽其嬉遊寒溫不節皆能發搐傷風發搐治同大人傷食發搐化積須先定風

急慢驚風卽陰陽癇也急者屬陽陽盛而陰虧慢者屬陰陰盛而陽虧陽動而躁疾陰動而遲緩皆因父母不善調衛或寒溫不慎或過飽停積或觸動受驚致藏府虛而邪

氣臨之虛則發熱熱則生風風生于肝痰生于脾驚出于心凡眨眼搖頭張口出舌唇色或紅或青臉赤面目青瀉出青色髮際印堂青筋三關虎口（手食指外側也）筋紋紅紫或青者皆驚風之候也

急驚之候壯熱涎湧牙關緊閉竄視反張搐搦顫（音戰頭不正如寒戰而搖動也）搖口中氣熱頰赤唇紅大小便黃赤其脉浮洪數此內挾實熱外感風邪心肝風火爭血亂氣并痰涎壅盛百脉凝滯關竅不通風氣內動無所發泄故暴烈也又有搐搦反張斜視而牙關不閉口無痰涎未可以爲驚風如傷風

傷寒夾食夾驚痘疹等證畧似驚風非眞搐也
慢驚之候或吐或瀉涎鳴微喘眼開神緩睡則露睛驚跳
微見搐搦乍發乍止身中或熱或冷口鼻氣冷面色淡白
靑黃或眉脣間見靑黯其脉沈遲而緩固素禀虛弱脾胃
不足故或吐或利有因過服尅伐之藥有急驚凉寫太甚
致傷土氣症屬于陰謂之陰癎土氣旣傷而肝木乘之木
動則風生扶土則風自止慢驚失治則轉爲慢脾風又曰
虛風其候面靑額汗舌短頭低眼閉不開睡中搖頭吐舌
頻嘔腥臭噤口咬牙手足搐搦或身冷身溫四肢厥逆脈

息沈微乃陰氣極盛肖氣極虛脾氣不健痰涎與虛熱相搏氣血不能周行肺液與腎精皆傷也癇者即急慢驚風之謂也急驚爲陽癇病在腑慢驚爲陰癇病在臟此小兒病之惡候也古無分科後人分爲十三科小兒其一也小兒之病驚搐最急其害甚速疳症最緩其延日久故特舉二症以附之餘病與壯年同維小兒之藏府未實血氣未充問症不能自陳全賴父母看護醫者細察其由不可視其幼小而忽之也如古聖所謂如保赤子誠心求之雖不中不遠矣足見赤子之身必須加意保衛爲醫亦當誠心

究治病者即無誤藥之虞吾儕其勉諸

病之前後須守禁忌

病而服藥須守禁忌孫眞人千金方言之詳矣但未言病之前後須守禁忌茲特陳之富貴之人身中不爽飲食稍減以爲體虛必以肥厚滋味補之待病發又諱言所食家人亦不敢道醫者不細察其由且阿其所好終至不治而後已貧者每有疾病猶操作不綴雖就醫服藥未嘗休息及脾胃受傷飲食少進肢軟臥床則難醫矣有始覺寒熱自作聰明先服單方便藥如桑牙茶白菊花防風荆芥紫蘇麥冬沙參浮大海生姜之類或誤汗或燥渴或脹悶或

增濕或伏邪醫者須先解其藥病而後治症病反拖延甚則不起可不戒哉村婦猶蠢初病無論胎前產後外感內傷似寒者便以炒酒蛋炒米茶炒鹽茶胡椒麪灶心土牛塞鼻之鮮草服之似熱者即以上巳菜竹心白茅根鮮蘆根馬齒莧冷水天青地白之鮮草服之無不輕病加重重病加危誠可憫也有病者良醫告以禁忌之法未之能信而俗人赫以利害之言乃奉爲旨諭熱病譫語虛病神昏往往疑爲鬼祟扶乩跳僮與不知所謂之藥籤竟信爲靈丹妙藥內經云拘于鬼神不可與言至德病不許治者病

必不治治之無功扁鵲云病有六不治驕恣不論於理一不治也輕身重財二不治也衣食不能適三不治也陰陽並藏氣不定四不治也形羸不能服藥五不治也信巫不信醫六不治也有此一者則難治也身命之憂視爲兒戲豈不悲哉閩中庸俗之人每遇熱病便說發斑又妄作病名謂之彭蛇使不識字之粗工或產婆愚婦以磁碎刮胸有蛇形屈曲動於皮膚之中則信以爲實不知病在何經應刺何穴用針用砭入淺入深遍身妄刺或見紫黑之血或刺無血愈覺張惶病人痛至不能言大汗淋漓語微脉

軟越日渾身硬而且疼邪未去而正氣已傷飢而欲食刺者禁其穀食胃氣更虛而不知熱病則心火內熾胸前筋脉經重刮增熱則筋屈曲而動何謂之彭蛇所見紫血病熱之常熱極氣濇所傷之絡其血自黑何足怪也體健之人經此誤刺病尚可治體弱者病反入裏難以救藥王公大人血食之家素喜肥甘起居無度雖病未必能守禁忌醫者必與陳其所犯之變而無反復之怨外感初愈急于補養餘邪留而不去病必復作經云熱甚而強食之故有所遺也餘邪留而不去也又云病熱少愈食肉則復多食則遺此所禁

也房劳更不可犯若阴阳易病与食复劳复皆不守禁忌之所致也瘥疾初愈最忌饮冷劳力患之必复再患再复转为虚瘧三五日而一发甚则病至数年气血渐伤虽加意培养不能如初凡病后知饥胃气尚未甚健只可食以清淡易消之物不宜多食过饱又防壅滞每日可吃六七餐不多食者使胃气调和脾气转输津液渐充藏府安而肢体强自可复原知命者切宜慎之

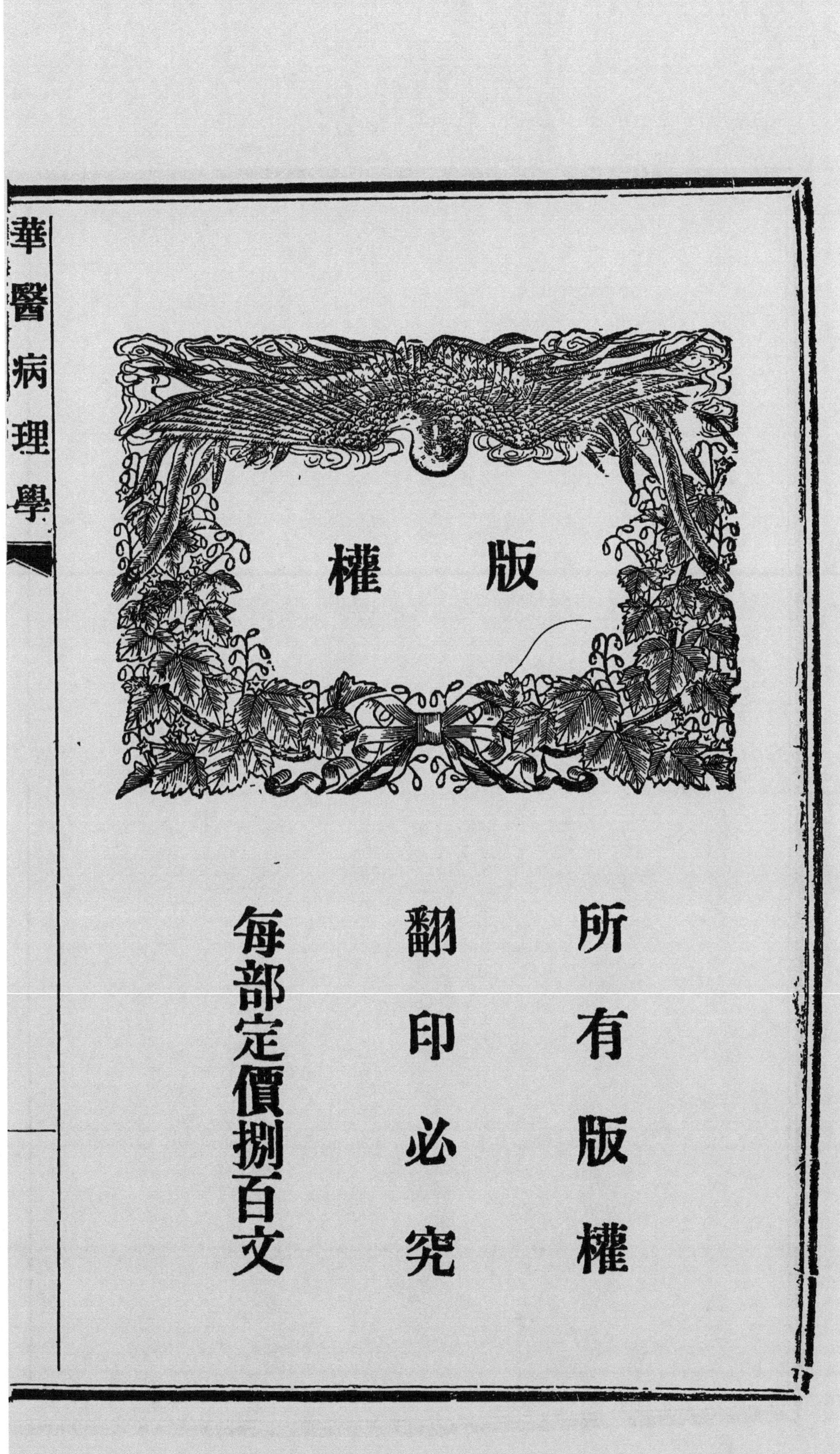

每部定價捌百文

華醫病理學